Chiquis
KETO

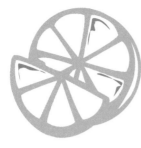

La dieta de 21 días para los amantes de tacos, tortillas y tequila

Chiquis KETO

CHIQUIS RIVERA
con **Sarah Koudouzian**

ATRIA ESPAÑOL
Nueva York · **Londres** · **Toronto** · **Sídney** · **Nueva Delhi**

ATRIA
ESPAÑOL

Un sello de Simon & Schuster, Inc.
1230 Avenida de las Américas
Nueva York, NY 10020

Copyright © 2020 por Sweetcheex Entertainment Inc.
Copyright de la traducción © 2020 por Simon & Schuster, Inc.

Primera edición en rústica de Atria Español, abril 2020

ATRIA ESPAÑOL y su colofón son sellos editoriales de Simon & Schuster, Inc.

Para obtener información respecto a descuentos especiales en ventas al por mayor,
diríjase a Simon & Schuster Special Sales al 1-866-506-1949
o al siguiente correo electrónico: business@simonandschuster.com.

La Oficina de Oradores (Speakers Bureau) de Simon & Schuster puede presentar autores
en cualquiera de sus eventos en vivo. Para obtener más información o para hacer una reservación
para un evento, llame al Speakers Bureau de Simon & Schuster, 1-866-248-3049
o visite nuestra página web en www.simonspeakers.com.

Gráficos selectos por Raymond Morales
Fotografías de comida por Natalia Wrobel Katz
Fotografías de estilo de vida y ejercicios por Francis Bertrand

Impreso en los Estados Unidos de América

3   5   7   9   10   8   6   4

ISBN 978-1-9821-3482-2
ISBN 978-1-9821-3483-9 (ebook)

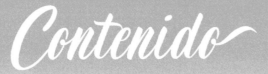

¡Atención!

Este no es tu típico libro de dieta *keto*.

No contaremos calorías ni macronutrientes.

No orinaremos sobre tiras reactivas.

Y no nos castigaremos si no estamos en cetosis
las veinticuatro horas del día.

Esto es *keto* a mi manera, para todas mis chingonas
a quienes no les gusta seguir las reglas,
pero que quieren disfrutar de los beneficios
de un estilo de vida feliz y sano.

¡Adelante!

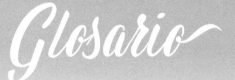

Glosario

boss bee: una mujer hecha y derecha con grandes éxitos personales y una mente evolucionada (del inglés: *built on self-success* [*boss*] *babe embracing evolution* [*bee*])

cabrones: los idiotas en nuestras vidas que nos tenemos que quitar de encima

chula: una mujer hermosa, *sexy* y maravillosa

lonja: el rollito de grasa alrededor de la cintura, también conocido como "llantitas" o "michelines"

nalgas: tu trasero, glúteos, pompas

y...

Chingona

una mujer de armas tomar que vive
la vida en sus propios términos

Introducción

Me considero una chingona, y si has levantado este libro, estoy bastante segura de que tú también eres una chingona. ¿Por qué? Pues, porque como yo, desafías las reglas, creas tu propio camino para seguir tus sueños y estás lista para repartir patadas en las nalgas y lograr lo que te propones. Además, asumo que, si estás hojeando este libro, tú también has puesto a tu salud y tu cuerpo al final de tu lista de prioridades. Es fácil ubicarnos al final cuando estamos haciendo malabarismos para mantener todo a flote en nuestras vidas, pero eso termina ahora. Una parte esencial de nuestro increíble camino en este mundo debe incluir tomar el control de nuestra salud, y eso es lo que espero que podamos lograr juntas con "Chi-keto", que es el apodo que le he dado a mi tipo de *keto*.

Déjame adivinar: del dicho al hecho hay mucho trecho, ¿verdad? Sí, te entiendo y estoy contigo. Sé lo que es crecer rodeada de miembros de la familia que muestran su amor a través de la comida y te amenazan con la muerte de niños hambrientos cuando no quieres terminar las enormes porciones servidas con tanto amor en tu plato. Y ni hablar de la culpa que nos atraviesa el corazón cuando nuestras abuelitas nos miran con ojos tristes porque les estamos rechazando una segunda porción de nuestro plato favorito, el que pasaron el día entero cocinando solo para nosotras. ¡Ay Dios mío! Entonces, ¿qué hacemos? Pues, comemos, eso es lo que hacemos. Comemos hasta la última miga en el plato; aprendemos a asociar la comida con el amor, el confort, el consuelo; y de pequeñas nos apodan "gordita", lo cual aprendemos a aceptar como un sobrenombre cariñoso. Hasta que llegamos a la adolescencia; ahí es cuando nos metemos en problemas. Si estamos demasiado flacas, nuestras familias se proponen engordarnos para que nos veamos más "saludables", y si tenemos libras de más, nos advierten que nunca encontraremos un hombre viéndonos así, pero aun nos siguen alimentando a lo grande, en total contraste a sus advertencias amenazadoras. Y así comienzan las dietas y el efecto yoyo.

Desde que tengo memoria, he luchado con mi peso. Una vez, me mudé con mi abuelita durante dos meses y subí una cantidad ridícula de peso porque no podía decirle no a su comida —jamás podría faltarle el respeto a mi abuelita de esa manera—. Eso terminó cuando, un buen día, mi mamá me agarró por la lonja más reciente y me dijo: "Creo que es hora de que vuelvas a casa". Pero en casa tampoco fue fácil. Crecí viendo a mi mamá y a mi tía probar diferentes dietas mientras mi abuelito les decía continuamente qué comer y qué evitar. Él era de la vieja escuela y estaba en muy buena forma, y sé que pensaba que estaba dando consejos útiles cuando le decía a mi tía: "Si estás gorda, no te va a querer un hombre". Estoy segura de que algunas, si no todas, han escuchado una versión de esa frase, ya sea en casa o en una reunión familiar. Es un clásico en la comunidad latina, pero está lejos de ser práctica, ¿no? Lo único que logra es aumentar nuestras inseguridades.

Al entrar en mi adolescencia, no solo obtuve los increíbles genes de mi mamá (con curvas eternas que con el tiempo aprendería a amar), sino que también heredé algunas de sus inseguridades. Ese fue el momento en que las dietas se volvieron parte de mi vida. Y cuando digo que he hecho muchas dietas, quiero decir que las he probado *todas*, desde la dieta de la sopa de repollo y la de jugos hasta las megapopulares que prohíben los carbohidratos y las grasas. Lo que se te ocurra, lo he intentado. La primera vez que hice la Dieta de la Zona, fue por consejo de mi mamá para poder entrar en mi vestido de baile de fin de año (el *prom)*. Me lancé, la hice por un mes entero, logré bajar de peso y me sentí como una reina con mi vestido. Pero cuando terminó la fiesta, volví a mis viejos hábitos alimenticios y recuperé todo el peso con algunas libras de más. Un momento de silencio para mis *jeans* preferidos rasgados por mis muslos. Y claro, luego la pregunta que enseguida llegó de toda mi familia… ¿y la dieta? Y con cada dieta que le siguió a esa, le siguió también el mismo ciclo. Me iba súper con el plan, pero luego de un tiempo empezaba a hacerle ojitos a todos los manjares que se comían mis colegas en los almuerzos de negocio, o a las tortillas, los frijoles y el arroz que se servían mis parientes en las reuniones familiares, mientras que a mí no me quedaba de otra que comer pedazos aburridos de pollo sin sabor, hasta que tiraba la toalla. Esas dietas insulsas y estrictas jamás se ajustaron a mi estilo de vida. Entonces, luego de haber sacrificado un mes o dos y ver cómo el peso bajaba repentinamente, volvía a mis viejos hábitos y observaba con impotencia cómo nuevamente subía el número en la balanza más y más y más lejos de mi meta.

Años de estos altibajos con mi peso comenzaron a tener un costo emocional en mi vida, en especial cuando me tocaba enfrentarlo todo públicamente en primer plano. Desde ser acosada por los medios a ser perseguida por los troles en las redes sociales, donde sea que mirara, siempre había alguien diciendo que mis nalgas eran demasiado grandes, mis piernas demasiado gruesas y mi cara demasiado redonda. Las inseguridades ya las tenía, pero había estado lidiando con ellas en privado, hasta que los medios decidieron enfocarse en mis imperfecciones físicas. Y me dolió. En vez de aprender a aceptar mis curvas y mi cuerpo, terminé escondiendo y cubriéndolos. Definitivamente bien lejos de ser la mentalidad de una chingona, pero bueno, yo también soy humana. Sentía que nada me funcionaría, y simplemente me encogía de hombros y pensaba, *Déjenme comer lo que quiera y ser feliz.*

Claro, la comida me calmaba la ansiedad y me servía de consuelo, pero lo que estaba comiendo no me estaba haciendo sentir bien… y no estaba feliz. Me despertaba sintiéndome cansada, comía y luego se iba todo al demonio en mi barriga. Mientras la veía hincharse como un globo, pensaba, *¿Por qué está pasando esto?* Si estaba comiendo alimentos saludables —frijoles, lentejas, arroz integral, claras de huevo— entonces, ¿por qué mi cuerpo se negaba a responder bien a estas elecciones? ¡Y ni hablar de mi ropa!

Una de las frustraciones más grandes para una fanática de la moda como yo ha sido no poder ponerme mi ropa favorita. Ya sabes, un día estamos pavoneándonos con nuestros *jeans* favoritos y la mañana siguiente el maldito cierre se niega a subir. Sé que te ha pasado, los saltos, el acostarse en la cama, todas las técnicas para hacer que esos benditos *jeans* te entren, hasta que nada funciona. Y luego llega la negación. Solía decirme a mí misma: "¡Dios mío, este par se debe haber encogido en la lavadora!", y con eso, los retiraba a la esquina de mi clóset y los guardaba junto con el resto de la ropa que ya no me quedaba bien. La realidad es que estaba eligiendo mal y comiendo demasiado. ¡La pinche negación es lo peor! Ese fue el momento en que mis pantalones de gimnasia se convirtieron en mi ropa elegida. Todas las mañanas, me paraba en mi clóset, miraba por encima a los *jeans* que me asfixiaban la cintura, e iba directo a esos pantalones de gimnasia incondicionales. Ya sabes, esos que se estiran contigo para que realmente no te des cuenta de que estás subiendo de peso hasta que es demasiado tarde. Amiga, comencé a vivir en esos pantalones; los usaba todos los días y luego me iba a comprar más, porque, como te imaginas, igual me quería ver linda.

Como si eso fuera poco, sentía que me estaba arrastrando a través de cada día, haciendo un gran esfuerzo solo para llegar a la noche y volver a la cama. Mi agenda casi nunca se detiene, así que imagina tener que pasar de una reunión a una sesión de fotos a un concierto sin energía y con una sensación de agotamiento constante. A la vez, la sola idea de comenzar otra dieta me abrumaba. Hasta que por fin me cayó el veinte: ya no puedo vivir en estos pantalones de gimnasia. No puedo limitarme de esta manera. No me está haciendo feliz. Me gustan los *jeans*, quiero cambiar mi vestimenta, quiero sentirme cómoda usando camisas sin mangas, quiero sentirme bien por dentro y por fuera. Sabía que había llegado el momento de hacer un verdadero cambio, uno que se pudiera convertir en mi estilo de vida, y fue ahí cuando conocí a mi entrenadora y futura buena amiga, Sarah Koudouzian.

Ni bien nos conocimos nos llevamos súper, porque es una chingona loca como yo. Me encantó la forma en que me entrenó, pero si he aprendido algo en mis años de dietas yoyo, es que ninguna cantidad de ejercicio me serviría a la larga sin una dieta saludable como base. Así que me volví hacia Sarah, como había hecho en el pasado con otros entrenadores, y le pregunté: "¿Qué debo comer?". Y fue entonces cuando escuché por primera vez la palabra *keto*. La dieta cetogénica (o *keto*) es una dieta alta en grasas y muy baja en carbohidratos que básicamente limita la cantidad de azúcar que ingresa al cuerpo a casi nada. Al hacer esto, en vez de azúcar, tu cuerpo recurre a la grasa como fuente de energía. Sarah describió con entusiasmo que había estado haciendo una dieta estilo *keto* durante el último año y medio y estaba en la mejor forma de su vida. Viniendo de una entrenadora que no creía en dietas estrictas ni en contar calorías, y que apoyaba comer helado de menta con chispas de chocolate una vez por semana, estaba lista para darle una oportunidad a esta dieta *keto*. Siempre estoy dispuesta a probar cosas nuevas, así que la idea de probar esta nueva forma de comer no me asustó.

Al principio hubo una curva de aprendizaje, así que le envié muchos mensajes de texto a Sarah para asegurarme de que estaba comiendo los alimentos correctos y tomando las decisiones adecuadas cuando estaba en casa y de gira. "¡¿Cómo que puedo comer queso?!", le dije cuando me explicó la dieta *keto* en más detalle. Se me hizo agua la boca. ¡No solo podía comer queso, sino también mantequilla y crema agria… y tocino! "No mames. Me estás mintiendo. Esto es una broma, ¿verdad?". No podía creer lo que oía. Sabía que tenía que hacer algo para nuevamente tomar las riendas de mi salud, ¡pero jamás esperé que eso incluyera queso y tocino! Después, Sarah me explicó que todo eso estaba bien, pero que la clave se centraba en las fuentes saludables de grasa, como el aceite de oliva, las nueces, la carne orgánica y alimentada con pasto, el pollo orgánico y los lácteos orgánicos, así como los mariscos capturados en su medio natural. Estaba tan emocionada. No podía creer que de repente podría comer todos aquellos alimentos que toda la vida me habían dicho que debería mantener lejos si quería bajar de peso y no volver a subir. Por primera vez, pude imaginarme realmente manteniendo un estilo de vida saludable, y eso era todo lo que necesitaba para dar el salto.

Mira, después de todo lo que he luchado con las dietas, acepté que necesitaba encontrar algo que me funcionara no solo a corto sino también a largo plazo. Voy a tener que fijarme en lo que como por el resto de mi vida, y para hacerlo, mi plan de comidas debe ser realista y me tiene que gustar. Esta es la primera vez que sigo una "dieta" y me siento satisfecha. Olvídate de eso, ni siquiera quiero llamarla una dieta, porque esa palabra está llena de recuerdos de restricciones, y las dietas en mi mente siempre han sido temporales en lugar de un camino hacia un cambio de por vida. Más que una dieta, esto es una fiesta en tu boca.

Ahora, hablemos claro: aunque me deleité con un sinfín de platos deliciosos, por supuesto que al principio extrañé los carbohidratos. Sin embargo, cuando me di cuenta de que ya no tenía que comer claras de huevo desabridas y que, en cambio, podía disfrutar de algunos de mis platos favoritos con esos sabores latinos que me encantan *y* bajar de peso, pues bueno, ¿qué más puede pedir una mujer?

Sarah me guió con mucha paciencia durante esas primeras semanas, recomendando alimentos mientras me mataba con ejercicios que hacían arder mis músculos con una agonía hermosa. Sin sacrificio, no hay beneficio, ¿verdad? A pesar de sentir un chingazo de dolor junto con serios síntomas de abstinencia de los carbohidratos, al final de esa primera semana, comencé a notar pequeños cambios en mi cuerpo y en cómo me sentía, y eso solo hizo que valiera la pena.

Mientras tanto, al comenzar mi viaje personal con la dieta *keto* y compartir mis experiencias con mis seguidores, también comencé a notar que se estaba poniendo muy de moda en las redes sociales. Sin embargo, algunas personas que seguían la dieta *keto* al pie de la letra, contando cada macro (la abreviatura de macronutrientes, los tipos de alimentos sin los que no podemos vivir) y orinando en tiras reactivas para asegurarse de que estaban en cetosis, o quemando grasas, me hacían recordar a las dietas más estrictas que he probado en mi vida. No te abrumes, me meteré de lleno en los detalles de todo esto en el primer capítulo, pero ni que decir, eso no era para mí, y Sarah lo sabía. Así fue que tomamos la base de la dieta *keto* y la *chiquificamos* para adaptarla a mi estilo de vida. Lejos quedaron los diarios de comida y las tiras reactivas, y en su lugar, Sarah me dio el mejor regalo de todos: un día semanal de placer para satisfacer cualquier antojo... pero ¡solo los domingos! Esto es lo que destacó este método de los demás.

Aunque la dieta *keto* estaba a todo dar, al continuar compartiendo mi trayecto con mis seguidores, me di cuenta de que los amantes de la comida latina aun no la habían probado, seguramente por el temor a la grasa que nos carcome la mente, y porque el arroz, los frijoles y las tortillas son elementos básicos de la cultura latina. ¿Te imaginas comer chilaquiles sin totopos? (No te preocupes, hay una receta *keto* para ti en la página 63). La gente me estaba volviendo loca, preocupándose porque pensaban que estaba comiendo alimentos que me llevarían directo a un ataque al corazón con todas esas "grasas" que por tanto tiempo hemos sido entrenados a creer que no son buenas. Curiosamente, eso no podría haber estado más lejos de la verdad. Mis problemas digestivos mejoraron con la ayuda de la fibra extra que obtuve de las verduras permitidas en la *keto* (¡sí, como verduras!), y me sentía más enfocada, lúcida y llena de energía que nunca antes. Durante mucho tiempo había estado buscando una forma de comer que fuera más allá de todas las dietas, y ese día por fin había llegado; había conocido a mi alma gemela de la comida. Y ahora todo lo que quería hacer era compartir esta experiencia increíble con cualquiera que se cruzara en mi camino porque es una forma de comer deliciosa y me hace sentir taaan bien. Así nació Chi-keto.

Hay a la venta pilas de diferentes libros sobre dietas cetogénicas, pero ninguno realmente se dirige a nuestra cultura latina, con los sabores de nuestra niñez y las comidas que nos consuelan, ni tiene en cuenta nuestras hermosas figuras curvilíneas… excepto *Chiquis keto*. En este libro encontrarás recetas inspiradas en la dieta *keto* que me hacen agua la boca y me recuerdan a mi hogar, sin los carbohidratos innecesarios que provienen de los totopos o los platos como el arroz rojo. Muchas de las recetas mantienen nuestros sabores latinos, pero como una orgullosa mexicoamericana nacida y criada en Long Beach, California, también me encanta la comida estadounidense. Por eso aquí encontrarás desde Taquitos de pollo (página 141) a Panqueques con chocolate y arándanos (página 65), que podrás disfrutar mientras te mantienes saludable y aprendes cómo comer al estilo *keto*: sin granos, con grasas de buena calidad, proteína moderada y no más de unos 50 gramos de carbohidratos al día. Justo lo que una *boss bee* como nosotras necesita para mantenerse satisfecha y enfocada en nuestras metas.

El otro elemento clave para entrar en un estado mental Chi-keto es el programa de entrenamiento de Sarah. Sus ejercicios celebran nuestras curvas, levantando nuestras pompas y fortaleciendo las figuras que nos ha regalado Dios. Y, con respecto a eso, reina, recuerda que no hay nada como aceptar tu hermoso cuerpo… junto con todas sus imperfecciones. Llama a una de tus mejores amigas y comprométanse a exigirse mutuamente.

No solo es más divertido hacer ejercicio con otra persona, también te alienta a dejar las excusas para saltear entrenamientos.

Jamás olvidaré la vez que, a comienzos de nuestro entrenamiento, un *paparazzi* se acercó a mi casa para tomarme una foto haciendo ejercicio en mi patio trasero, y Sarah, al darse cuenta de lo que estaba ocurriendo, rápidamente se quitó los aretes, caminó hacia la reja y le pidió que se fuera. En ese momento supe que esa chingona loca era auténtica, y nuestras sesiones de entrenamiento pronto se convirtieron en un lugar donde podía desahogarme, relajarme y hasta llorar y reír. Ella me ayudó a aceptar que estar en forma no tiene que ver con ajustarse a un estilo o un tamaño; tiene que ver con crear un estilo de vida saludable y sentirse bien en todo sentido. Este programa te ayudará a aprender cómo aceptar lo que ya es maravilloso de tu cuerpo y simplemente desarrollarlo, para que puedas pavonearte con la confianza que te mereces.

Para que presumas de ti misma al estilo Chi-keto, hay un último elemento: el plan de 21 días. ¿Sabías que se necesitan veintiún días para romper y crear un hábito? Así es, tres semanas, es decir, menos de un mes. Estoy segura de que todas le hemos dado más días en nuestras vidas a ciertos cabrones que no se lo merecían. Entonces, en su lugar, ¿por qué no dedicamos ese tiempo precioso a nosotras mismas y a nuestra salud? Lo único que tienes que hacer es comprometerte durante veintiún días para formar nuevos hábitos saludables y arrancar tu propio estilo de vida Chi-keto. Al final de mi plan de 21 días, en lugar de ser adicta a la comida, me volví adicta a sentirme bien… la mejor inspiración para empujarme a seguir adelante. Así que, ¡prepárate, reina! Los próximos veintiún días serán una aventura que te hará agua la boca y servirá como un recordatorio revelador de cuán enfocada, motivada y enérgica te puedes sentir cuando alimentas tu cuerpo con comida saludable y ejercitas esas pompas al ritmo de un gran entrenamiento. ¡En cuestión de semanas, te estarás sintiendo increíble con tus resultados! Y yo estaré contigo, en estas páginas, durante cada paso de este camino. Para mí es clave el empoderamiento de la mujer, porque somos tanto más fuertes juntas, apoyándonos las unas a las otras, así que hagamos de esto otro ejemplo de todo lo que podemos lograr de la mano. Publica tu progreso en Instagram, Twitter o Facebook con el *hashtag* #ChiKETO y te publicaré en mis redes sociales. Aquí estoy para apoyarte, amiga… ¡Adelante, que tú puedes!

Basta de excusas, chula: Tú eres la prioridad.

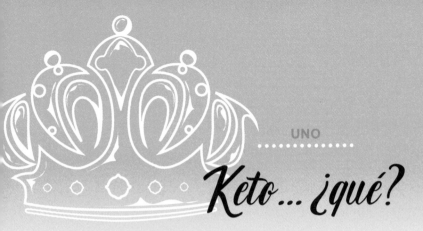

UNO

Keto... ¿qué?

Antes de subirnos al tren Chi-keto para sentirnos feroces, es importante que comprendas los conceptos básicos de la dieta cetogénica. ¡Así que manos a la obra! Recuerda, no soy médica ni nutricionista certificada, y este libro no contiene tu típica dieta *keto* estricta, así que no estoy aquí para abrumarte con investigaciones científicas y detalles minuciosos explicando cada paso de una dieta *keto* estricta. Ya sabes cómo soy, directo al grano. Simplemente quiero tomar los conceptos básicos de la dieta *keto* y resumirlos para que puedas dar el siguiente paso hacia incorporar esta forma de comer a tu vida con total seguridad. Sin embargo, si quieres aprender más, te recomiendo que hables con tu médico o un nutricionista certificado para que ahondes en el mundo *keto* por tu cuenta.

¿QUÉ CHINGADOS ES *KETO*?

Keto, esa palabra que ves etiquetada como *hashtag* en todas tus redes sociales, es la abreviatura en inglés de la *dieta cetogénica*, la cual básicamente es una dieta muy baja en carbohidratos, alta en grasas y moderada en proteínas. La meta es entrenar tu cuerpo para que queme grasa en vez de carbohidratos porque entrar en esa zona "quemagrasas" te ayudará a perder peso y mejorar tu salud.

En nuestro mundo adicto a los carbohidratos, nuestros cuerpos se han acostumbrado a quemar carbohidratos, los cuales producen glucosa y nos brindan la energía que necesitamos para sobrellevar el día. Esto permite que cualquier exceso de grasa dentro de nuestro cuerpo se nos adhiera como un cabrón terco que no acepta un no como respuesta. Ahora, si reduces tu consumo de carbohidratos a lo grande (es decir, menos de 50 gramos por día), tu cuerpo entrará en un estado metabólico llamado *cetosis*. Estar en cetosis (lo cual generalmente demora unos días o más en ocurrir —los resultados varían) significa que, sin carbohidratos como combustible, tu cuerpo sale a buscar otra fuente de energía y ahí es cuando ocurre la magia: comienza a quemar el exceso de grasa para obtener energía, finalmente echando a ese pendejo de tu templo. La cetosis ayuda a convertir la grasa en el hígado en *cetonas*, un tipo de ácido, que luego son enviadas a tu torrente sanguíneo para que tu cuerpo las use como combustible en vez de esos carbohidratos molestos que plagan nuestra existencia.

Al reducir los carbohidratos de manera drástica en tu dieta para alcanzar el estado de cetosis y transformar tu cuerpo en una máquina quemagrasas, es importante aumentar la cantidad de grasas buenas y saludables para que el cuerpo siga funcionando sin problemas. Por eso la dieta cetogénica no solo requiere una cantidad muy baja de carbohidratos, sino también alta cantidad de grasas y proteínas moderadas. Simplemente nos está enseñado una manera diferente y más eficiente para alimentar nuestros cuerpos.

LOS MACROS DESGLOSADOS: GRASA ALTA, PROTEÍNA MODERADA Y CARBOHIDRATOS MUY BAJOS

Otra palabra que se ve mucho en publicaciones, artículos o sitios que hablan de la dieta cetogénica es *macros*, que básicamente es la abreviatura de *macronutrientes*. Los tres tipos de macronutrientes —es decir, los tipos de alimentos requeridos en grandes cantidades porque son esenciales para nuestro crecimiento y salud— son los carbohidratos, los lípidos (también conocidos como grasas) y la proteína. Diferentes dietas recomiendan diferentes cantidades de cada macro para perder peso. Los expertos en *keto* básicamente dicen que debemos agarrar la pirámide nutricional actual y darle la vuelta para que las grasas y proteínas se encuentren en la base y ahora se conviertan en el cimiento de nuestra dieta. La dieta cetogénica estándar recomienda 75% de grasas saludables, 20% de proteína y 5% de carbohidratos. Ya sé lo que estás pensando, es difícil creer que en realidad deberíamos comer *más* grasas, en especial después de años de que nos taladraran el cerebro con las tendencias de las dietas bajas en grasas. Pero ha llegado la hora de tirar ese concepto por la ventana y ponerse al día, amiga.

TUS NUEVAS COMADRES: LAS GRASAS *SALUDABLES*

Así es, las grasas son tus nuevas comadres. Y has leído bien: las grasas saludables en realidad… ¡te hacen bien! El problema es que la mayoría de nosotras nos criamos durante la manía de comer alimentos reducidos en grasa que comenzó en los años setenta, cuando de pronto la grasa fue asociada con las enfermedades cardíacas. Hasta entonces, la gente disfrutaba de comidas que incluían grasas completas, pero el repentino cambio en la industria alimentaria debido a informes que relacionaban las grasas con problemas del corazón, dio vuelta a nuestra forma de comer y transformó a *todas* las grasas en el demonio. La manía de las grasas reducidas inundó nuestros supermercados, nuestras propagandas y programas en la tele, nuestras revistas, y nos entrenaron a pensar que este era el camino a una vida más saludable y larga. De lo que no nos dimos cuenta fue de que, para lograr que las comidas bajas en grasas siguieran siendo sabrosas, los productores de alimentos tuvieron que recurrir, entre otros ingredientes, ¡al azúcar! Así que reemplazamos los alimentos con grasa que nos saciaban el hambre con basura que nos dejó hambrientos y adictos a los dulces. Nada lindo. ¡Ahora entiendo por qué siempre sentía que se me antojaba absolutamente todo con las dietas anteriores!

Pero ¿qué crees? La mayoría de las investigaciones que se han llevado a cabo en los últimos veinte años en realidad han desmentido la conexión entre las grasas y las enfermedades cardíacas. Tan así, que hasta la Asociación Americana del Corazón (AHA, por sus siglas en inglés) ahora ha aceptado las grasas buenas, diciendo que "reducen las tasas de mortalidad cardiovascular y por demás causas, reducen el colesterol malo y los niveles de triglicéridos, aportan grasas esenciales que tu cuerpo necesita pero no puede producir por sí mismo". Esto puede que sea mucho para asimilar, pero la mentalidad de grasas reducidas está tan arraigada en nuestra sociedad que es importante que nos volvamos *boss bees* informadas para darnos cuenta de lo que estamos comiendo. Hay dos cosas que siempre digo: alimenta tu alma y alimenta tu mente, amiga. Nada es más *sexy* que una mujer que sabe de qué está hablando. Si quieres leer más sobre este tema, échale un vistazo al libro del Dr. Mark Hyman, *Eat Fat, Get Thin*. Ha realizado investigaciones extensas desde la perspectiva de un médico y comparte una gran cantidad de información que explica en detalle por qué comer grasas buenas en realidad te hace bien.

Así que ahí lo tienes, pero hay un truco… sí, amiga, ya lo sé, siempre hay algún truco, pero este tiene sentido, así que presta atención: no todas las grasas son iguales. Los médicos, científicos, investigadores y todos y sus madres están de acuerdo con un punto clave: las grasas *trans* son el enemigo. Por lo tanto, cuando hablamos de aumentar las grasas en tu dieta, esto NO INCLUYE ningún tipo de grasa *trans*, como los aceites hidrogenados y parcialmente hidrogenados que se encuentran en la manteca vegetal, la margarina, la comida rápida frita, los productos horneados a nivel comercial (sí, estoy hablando de las donas), las papas fritas y demás. En pocas palabras, si limitas los alimentos procesados que tienen una lista interminable de ingredientes en la etiqueta nutricional con palabras que casi ni puedes pronunciar, estarás en buen camino.

Ahora volvamos a lo bueno, nuestras nuevas comadres. Las grasas buenas y saludables que la dieta *keto* (y la AHA) recomienda son las monoinsaturadas y poliinsaturadas que se encuentran en el aceite de oliva, los aguacates, el salmón y las nueces y semillas. La dieta *keto* también permite grasas saturadas en dosis pequeñas: me refiero al queso, los lácteos, la mantequilla y el tocino, pero asegúrate de que sean orgánicos y a base de pasto, por favor. *Keto*, ¿dónde has estado toda mi vida? La clave es concentrarse en las grasas más saludables para llenar tu cuota del día, las que alimentan tu cuerpo, ayudan con la absorción de vitaminas, ayudan a eliminar tus antojos de azúcar y te mantienen llena. Usa las grasas saturadas —una pizca de queso orgánico, un par de tiras de tocino, un toque de crema orgánica o una rodaja fina de mantequilla ecológica— para darle sabor a tu comida y mantenerte contenta. Si eres intolerante a la lactosa, puedes probar alternativas lácteas bajas en azúcar y carbohidratos, como el queso de soja o la crema o yogurt de soja, almendra o coco bajos en azúcar. Aquí tienes una lista que te resume todo esto. Tómale una foto o marca la página para tenerlo a mano mientras aprendes el estilo de vida Chi-keto.

GRASAS: LAS BUENAS Y LAS MALAS

Diles que SÍ a estas grasas buenas

Aceite de oliva

Aceitunas

Aguacate (la fruta y el aceite)

Coco (aceite, leche, crema, mantequilla y aceite MCT)

Huevos (orgánicos, de granja)

Mantequilla clarificada y mantequilla (ecológica)

Nueces y semillas (y sus mantequillas)

Pescados grasosos (como el salmón)

Queso (entero y orgánico)

Disfruta con moderación

Chispas de cacao (o chocolate amargo)

Crema (orgánica)

Crema agria (entera, orgánica)

Yogurt (griego, entero)

Manda a estos cabrones a la chingada

Aceite de canola

Aceite de maíz

Aceite de cacahuete

Aceite de cártamo

Aceite de colza

Aceite de girasol

Aceite de semilla de uva

Manteca vegetal

Margarina

LA CARNALA: LA PROTEÍNA

La proteína se encuentra por todo nuestro cuerpo: en el cabello, la piel, las uñas, los músculos, los huesos, el cartílago, los tejidos y la sangre. Es un macro que el cuerpo en realidad no almacena, por lo tanto, tenemos que comerlo a diario para mantenernos sanos y fuertes, pero eso no significa que tengamos que atiborrarnos con proteína las veinticuatro horas del día para que nuestros cuerpos funcionen sin problemas.

A diferencia de la dieta Atkins, que se centra en carbohidratos reducidos y altas cantidades de proteínas, la *keto* requiere porciones moderadas de proteína orgánica, alimentada con pasto, o proteína capturada en su medio natural, para mantenernos sanos, llenos y vibrantes. La razón por la cual no queremos comer porciones exageradas de proteína en realidad tiene que ver con cómo la procesa el cuerpo. Si comemos más proteína de lo que requiere nuestro cuerpo, transformará el exceso en glucosa y usará eso en vez de la grasa como combustible, sacándonos del estado de cetosis. Por eso la palabra clave en la dieta *keto* con respecto a la proteína es *moderada*. Hablaremos de porciones en el siguiente capítulo; por ahora, toma una foto o marca esta página con la siguiente lista para que sepas cómo elegir la proteína adecuada para ti.

PROTEÍNA

Elige

Aves de corral (orgánicas, pollo y pavo de granja)

Carne (carne de res, de venado, cerdo y cordero orgánicos y alimentados con pasto)

Huevos (orgánicos, de granja)

Mariscos (capturados en su medio natural)

Pescado graso (capturado en su medio natural)

Mantener al mínimo

Carnes procesadas (como fiambres, embutidos, salchichas, chorizos, tocino). Cuando te vayas a dar un placer, asegúrate de que estas carnes estén sin curar y no contengan nitratos ni antibióticos.

Consejos de chingona

¡Aléjate de los frijoles, reina!

Los frijoles contienen proteína pero están cargados de carbohidratos. Si amas a los frijoles como yo, simplemente déjalos a un lado durante la semana y sírvete una porción en tu día de placer. ¡Para eso existe ese bendito día!

SOLO UN PO-KETO: LOS CARBOHIDRATOS

Ay, ay, ay, carbohidratos, por más que los quiera, se tienen que ir. Bueno pues, no todos, solo los granos, los frijoles, las lentejas, los tubérculos, las verduras con almidón y el azúcar. Entiendo, es duro ya que en nuestra cultura latina nos enseñan que las comidas ricas también son nutritivas y nos hacen bien. Como el arroz y los frijoles, que nos dijeron estaban llenos de proteína para hacernos crecer grandes y fuertes. Y ningún plato en casa estaba completo sin una guarnición de plátanos y unas tortillas. Pero nuestras abuelitas solo nos contaron parte de la historia. Lo que no sabíamos era que todas estas deliciosas comidas clásicas estaban cargadas de carbohidratos que se transformaban en azúcar en nuestros cuerpos y aumentaban nuestra insulina, creando un caos mientras nosotras creíamos que estábamos comiendo alimentos que beneficiaban a nuestra salud. En el próximo capítulo, descubrirás que en este plan no tendrás que deshacerte de estos clásicos para siempre, simplemente se convierten en un mimo que puedes disfrutar una vez por semana.

Sin embargo, no todos los carbohidratos son malos. Hay una lista de alimentos bajos en carbohidratos que en realidad no solo están bien sino que son necesarios para mantener un equilibrio sano mientras comes al estilo *keto*. Eso quiere decir que aun tienes que llenar tu plato de hojas verdes o acompañar tus grasas saludables y proteína moderada con arroz de coliflor, brócoli, espárragos o calabacín… créeme, reina, ¡tu cuerpo y tus nalgas te lo agradecerán!

Las frutas tienen un alto contenido de azúcar, por lo tanto se las considera una comida alta en carbohidratos, algo que la dieta *keto* recomienda evitar. Sí, eso quiere decir que tienes que largar la mangonada, pero aún puedes comer un manojo de frutas del bosque (fresas, arándanos, frambuesas, etc.); exprime una lima y agrégale un poquito de Tajín a la mescla y sentirás que no te estás perdiendo nada.

En la dieta *keto*, se te permite entre 25 y 50 gramos netos de carbohidratos. Mira, ya sabes que yo ya he pasado mil y una veces por dietas estrictas en donde tuve que contar cada caloría y macro. Y descubrirás en el siguiente capítulo que, si llegas a servirte demasiada espinaca en el plato, que así sea. Pero dado que en este capítulo estamos hablando de los conceptos básicos de la *keto*, y sé que algunas de ustedes no pueden vivir sin sus números —lo cual también es aceptable— aquí tienen una fórmula fácil para ayudarlas a calcular los carbohidratos netos al revisar la etiqueta de alimentos:

total de carbohidratos – fibra – alcoholes de azúcar =
total de carbohidratos netos

La mayoría de los alimentos no contienen alcoholes de azúcar sino solo azúcar común. Por lo tanto, en muchos de los casos, lo único que realmente tienes que hacer es restar la fibra al total de carbohidratos y obtendrás tu número mágico. Esto te será útil a medida que te vayas adaptando al estilo de vida *keto*. Realmente es una gran revelación cuando empiezas a revisar algunas de tus comidas favoritas en el supermercado y te das cuenta de cuánta cantidad de carbohidratos y azúcar tienen. ¡¿Quién hubiera dicho que todas esas veces que me detuve en el puesto del frutero local para comprar un refrigerio "saludable", en realidad estaba cargando mi cuerpo con más azúcar que una lata de refresco?! Para facilitarte la vida, fíjate en la siguiente lista y descubre los carbohidratos compatibles con Chi-keto.

LOS CARBOHIDRATOS A LA CHI-KETO

Disfruta de estas verduras

Alcachofa

Apio

Berenjena

Brócoli

Calabacín

Cebolla

Coles de Bruselas

Coliflor

Col rizada

Espárragos

Espinaca

Hongos

Jalapeños

Judías verdes

Lechuga (todos los tipos)

Pepinos

Pimientos

Rábanos

Repollo

Rúcula

Tomates (considerados verdura desde el punto de vista de un chef)

Hola, fruta amiga de Chi-keto

Arándanos

Frambuesas

Fresas

Limas

Limones

Moras

Endúlzate la vida sin azúcar

Alcoholes de azúcar (sorbitol, manitol y xilitol)

Fruta del monje

Stevia

Dile NO a...

Alforfón

Arroz

Avena

Azúcar (blanco, moreno, turbinado, azúcar de coco, ¡todas!)

Bananas

Cebada

Centeno

Cereal

Edulcorantes artificiales (Splenda, Equal, Sweet'N Low)

Espelta

Frijoles

Jarabe de maíz alto en fructosa

Maíz

Miel

Pan

Pasta

Quinua

Trigo

Vegetales con almidón (papas, batatas, ñames, plátanos y yuca)

Muy bien, reina, hemos recorrido un largo camino. Ahora que sabes lo que son los macros y tienes a mano tu lista conveniente de alimentos que debes comer y evitar, es hora de dar el siguiente paso. Como ya sabes, la dieta *keto* estándar es alta en grasas buenas (75%), moderada en proteínas (20%) y muy baja en carbohidratos (5%). Sarah y yo hemos tomado estos macros, y todos los conceptos básicos de la dieta *keto* que acabas de aprender, y los *chiquificamos* para ser realistas y transformarlos en una manera de comer que es fácil de seguir y mantener a la larga. ¿Qué significa esto?

1. Basta de obsesionarte con contar los macros como en la dieta *keto* estricta.
2. Sí, sí, sí, a aprender cómo elegir mejor así sabes cómo llenar tu plato con comida deliciosa *y* sana.
3. Claro que sí a las sesiones de sudor que trabajan tu cuerpazo.
4. Y el mimo más grande: un día de placer por semana para satisfacer tus antojos.

Da vuelta a la página para descubrir el estilo de vida Chi-keto y seguir este camino conmigo ¡para sentirnos increíbles por dentro y por fuera!

Brilla por dentro para que puedas deslumbrar por fuera.

DOS

Keto a mi manera: no rompo las reglas, las doblo

Si me conoces en lo más mínimo, sabes una cosa de seguro: soy una chingona que no rompe las reglas, pero sí que las doblo. Necesito hacer las cosas a mi manera para obtener los resultados que deseo. Y con la dieta *keto* no fue diferente. Orinar en tiras reactivas todos los días para obsesionarme con mi estado de cetosis, ya lo hice, a otra cosa mariposa. Contar macros, calcular carbohidratos netos, registrar lo comido en el día… ¿quién tiene tiempo para eso? Yo definitivamente no, y sé que tú, *boss bee*, tampoco.

Las dietas estrictas nunca me han funcionado, y la *keto* se puede sentir muy limitante e intimidante si la sigues religiosamente. Estoy constantemente en movimiento, de gira, saltando de una sesión de video a una reunión de negocios a un evento de alfombra roja a una sesión de fotos a un concierto. Como una reina de multitareas, estoy en todo. ¿Me imaginas deteniéndome en el medio de todo para orinar en una tira o escribir lo que comí? Simplemente no va a ocurrir. El minuto en que tengo que empezar a hacer conteos es el minuto en que me desintereso y sigo de largo; no encaja con mi personalidad y mi vida de *boss bee*.

Sarah me ayudó a tomar los conceptos básicos de la dieta *keto* y adaptarlos dejando de lado la obsesión con los números para que se adhiera mejor a mi estilo de vida. Aprendí a conectarme con mi cuerpo y con cómo me estaba *sintiendo*. Sí, a medida que avances por este camino, te verás súper, pero te *sentirás* aún mejor. De mis muchos años haciendo diferentes dietas, puedo compartir una verdad constante: si sigues una dieta, la dieta te funcionará. Pero a mí me estaba faltando un paso esencial: aprender a hacerla parte de mi vida. En cuanto me adapté a mi estilo de vida Chi-keto, mi energía se disparó y sentí que podía volar. Eso mismo es lo que me hizo querer que esto sea parte de mi vida.

Ya has aprendido los conceptos básicos de la dieta *keto*, así que ahora, ¿cómo se aplican a Chi-keto? Se tiene que volver parte de tu instinto, una forma de vida en vez de una solución temporal. El primer paso: por fin decirle adiós a los números que atormentan nuestras vidas.

¡ADIÓS A LOS NÚMEROS!

¿Por qué nos desanimamos y nos deprimimos cuando intentamos mejorar nuestros hábitos alimenticios para perder peso? Por los números, reina. Estamos tan atadas a las medidas y los números en la balanza que estamos permitiendo que los *números* nos definan. Y cuando esos números no se mueven o no reflejan nuestras expectativas —ya que sabes, como cuando intentas ponerte tu vestido favorito luego de solo un par de días de comidas saludables y te sigue quedando ajustado— a veces poco realistas, lanzamos las manos al aire y decimos, "¡Ni modo, esto no funciona!", y nos damos por vencidas. ¡Eso termina ahora!

Las únicas medidas que tomarás en este plan de 21 días vendrán desde adentro. Todo lo que quiero que hagas es que te concentres en cómo te *sientes*. Quiero que aprendas cómo comer sin obsesionarte con la cantidad de calorías o macros que estás ingiriendo, y quiero que celebres los niveles impresionantes de energía y la claridad mental que experimentarás en vez de enfocarte en el número de una balanza que no logra reflejar con precisión tu nuevo estilo de vida. Que te quede bien clarito: cómo te ves es un extra que viene con este plan, pero lo que realmente deseo es que te conectes con cómo el estilo de vida Chi-keto te hace… ¡SENTIR!

Cómo saber qué comer

Lo único que necesito que recuerdes al adentrarte en el estilo de vida Chi-keto es que tu plato debería tener 75% de grasas buenas, 20% de proteínas y 5% de carbohidratos. Suena complicado, pero es taaanto más simple de lo que te imaginas, así que no te desanimes, *boss bee*.

La meta es que aprendas a calcular fácilmente las porciones en tu plato para que puedas mantener tu estilo de vida Chi-keto sin tener que sacar las tazas de medir ni las balanzas cada vez que quieras comer. Si puedes identificar con facilidad los porcentajes en tu plato, no necesitarás anotar lo que ingeriste en cada comida, y podrás comer sin pensarlo dos veces.

- **Proteína:** Lo único que tienes que hacer es usar la palma de tu mano para calcular la porción correcta de proteína en tu plato. Eso es todo. Sin importar si es un bistec, una pechuga de pollo, camarones, salmón o tofu, lo que va en tu plato no debería superar el tamaño de tu palma.
- **Carbohidratos:** Una vez que tienes la porción de proteína servida, agarra un abundante manojo de hojas verdes y agrégalas a tu plato. Hay dos lugares donde siempre debes llevar los verdes: en tu plato y en tu bolsillo. Luego sírvete unas verduras bajas en carbohidratos. Incluso un puñado de frutas del bosque estaría perfecto. Necesitas verduras y frutas para mantenerte saludable, así que no te alejes de estos importantes alimentos básicos al armar tu plato.
- **Grasas:** Bueno pues, 75% suena abrumante, lo sé. Pero no lo es, amiga. Como ahora estamos usando ingredientes con grasa, en realidad no necesitas tanto para alcanzar el porcentaje recomendado.

No te preocupes, cada receta en este libro te enseñará cómo se debe ver un plato balanceado de comida al estilo *keto*, pero solo para que te des una idea… Imagina tu plato con tu proteína y esas hojas verdes deliciosas y/o las verduras bajas en carbohidratos. Ahora rocía un poco de aceite de oliva por encima de las hojas verdes, agrega medio aguacate, y échale una pizca de semillas al plato; o agrégales a las hojas verdes un poco de queso rallado por encima y una cucharada de salsa y crema agria; o elige el santo grial de la proteína grasa —el salmón— y acompáñalo con verduras bajas en carbohidratos como los espárragos y listo. Fácil, ¿verdad?

La conclusión clave de todo esto es que quiero que te olvides de la cantidad de calorías o macros al comer y en su lugar te enfoques en llenar tu plato con alimentos de buena calidad, nutritivos y sabrosos. Usa la lista de comidas aceptables de las páginas 4 a 9, sigue el plan semanal del capítulo 3 y prepara las recetas del capítulo 4 (siempre siguiendo la porción sugerida, por supuesto). Es más, la comida no solo se verá bien y tendrá un sabor riquísimo, sino que también te sentirás mucho más llena.

Uno de los principales objetivos de Chi-keto es que logres darte cuenta de lo que hay en tu plato y de cómo estás alimentando a tu cuerpo para que te puedas mantener sana, siempre haciendo hincapié en productos orgánicos porque, al fin y al cabo, la comida es combustible. Cuanta mejor sea la calidad del combustible que le das a tu cuerpo, mejor responderá en tu vida diaria. Y, como un auto, si le agregas demasiado combustible, ahogarás el motor, así que sigue las porciones sugeridas.

Consejos de chingona

Mantente conectada con lo que te dice tu cuerpo

Las grasas buenas y las proteínas te ayudarán a sentirte llena, así como también lo hará tomar mucha agua. Pero, si te quedas con hambre, no le tengas miedo a los refrigerios recomendados (ver página 151). ¿Necesitas algo rapidito para no morirte de hambre antes de la próxima comida? Come un puñado de pacanas o nueces o almendras y andarás súper. Siendo una chingona, quizás te tengan que recordar que le debes hacer pasar hambre a tu ego, pero ¡jamás a tu cuerpo!

La peor traidora: ¡tu balanza!

Lo primero que me dijo Sarah antes de comenzar mi camino *keto* fue, "Deshazte de tu balanza". Me lo dejó súper claro desde el principio: tenía que olvidarme de los números. "Si solo te fijas en el número en la balanza, toda tu atención se concentrará en si sube o baja", me explicó, haciendo hincapié en que mi enfoque tenía que estar en si me estaba sintiendo más fuerte, más armada, más sana. Pues claro, se siente bien cuando ese pinche número en la balanza baja, pero cuando has estado haciéndolo todo bien y ese número se niega a moverse o de repente se dispara hacia arriba, no es nada grato y hasta puede jugar un papel importante desalentándote de seguir el plan saludable. Para serte sincera: no me deshice de la balanza. Seguí pesándome como una adicta, entusiasmada al caer el número, ¡hasta que dejó de bajar y comenzó a subir! Mi corazón estaba por el piso. No le había dicho nada a Sarah porque sabía que me retaría por hacerlo, pero al final dejé a un lado mi orgullo y le mandé un texto diciéndole que había subido dos libras. "¿Y eso cómo te hace sentir?" me contestó Sarah. "Súper frustrada", le respondí. "Ahora entiendes por qué no quería que te subas a esa balanza traidora?".

Cuando comes sano y te ejercitas a la Chi-keto, empezarás a perder grasa, pero también ganarás músculo y tonificarás tu cuerpo. Esto en realidad es algo que debemos celebrar sin que se interponga la pinche balanza. Los números pueden ser engañosos y desalentadores, en especial para nosotras que, como mujeres, tendemos a subir y bajar de peso cada bendito día. Ya sabes de lo que estoy hablando. Un día puedes encontrarte con una diferencia de dos o tres libras, pero la balanza no lo charla contigo, no te explica que quizás sea porque están fluctuando tus hormonas o que estás hinchada debido al síndrome premenstrual (¿¡sabías que las mujeres pueden subir hasta cinco libras en los días previos a su menstruación!?). Por lo tanto, puede que estemos siguiendo el plan de comida y ejercicios al pie de la letra, pero si la balanza llega a reflejar otra historia, sentimos que todo el esfuerzo y la satisfacción que hemos disfrutado durante la semana no valió la pena. Piensa en la balanza como ese tipo que tu mamá te advirtió era malas noticias pero igual decidiste salir con él, solo para descubrir, luego, que en realidad era un pendejo mentiroso. Hazme caso, ALÉJATE de la balanza; al final solo logrará frustrarte y decepcionarte.

Si de verdad quieres medir tu progreso, presta atención a cómo te vas sintiendo. ¿Tienes más energía? ¿Cómo te está quedando la ropa? ¿Se están volviendo más fáciles los ejercicios? Bien, ¿qué crees? No se están volviendo más fáciles, ¡tú te estás volviendo más fuerte! Algo que la balanza jamás te podrá decir. En vez de permitir que los números te definan, ponte un par de pantalones que te quedan un poquito ajustados, sácate una selfi y usa el mismo par de pantalones en tres semanas y sácate otra selfi para *ver* cuán lejos has llegado. Ya sabes lo que me encanta una buena selfi, pero nada se compara con ver las fotos que me enseñan cuán lejos he llegado en unas pocas semanas.

Luego de comenzar mi propio estilo de vida Chi-keto, empecé a notar que mis rasgos faciales estaban más definidos, que mis mejillas y barriga estaban menos hinchadas y que mi cuerpo se sentía más fuerte, y esas pequeñas diferencias eran padrísimas. Al no usar la balanza, aprendí a enfocarme en cómo me estaba sintiendo. No puedo creer que solía estar tan apegada a ese número, lo cual ahora sé que no me permitió experimentar algo increíble: el descubrimiento de mi propia fuerza. Cuando lo recuerdo, pienso, *Maldita sea, mira todas esas veces que te diste por vencida ¡y fíjate cómo te sientes ahora!* Sentí una diferencia en cómo me quedaban los pantalones, luego bajé una talla de vestido, y un tiempo después otra más, y de pronto me cayó el veinte: por fin había logrado cambiar y realmente comprometerme a tomar el control de mi salud. Para alguien que ha estado haciendo dietas yoyo toda su vida, tomó mucha fuerza de voluntad y perseverancia, hasta que finalmente me di cuenta de que… soy más fuerte que mis excusas.

Pero espérate, esto fue lejos de ser un milagro de la noche a la mañana. Fue un proceso lento y constante. Como bien dice el dicho: lenta pero segura. En las dietas previas, logré bajar de peso de manera rápida pero luego subía eso y más. Cuanto más rápido pierdas peso, más rápido lo subirás. Lo que llega fácil, fácil se va. Ya sé, suena a un dicho de tu abuelita, pero ¡es tan cierto! En este caso, estoy yendo lento, he perdido peso, pero la diferencia inmediata es en cómo este estilo de vida me hace sentir, y eso es lo que me anima a seguir este camino. La diferencia en la balanza no será tan evidente como la forma en que tu ropa de todos los días se siente en tu cuerpo cada día más tonificado y sano. Chi-keto cambió mi perspectiva porque me ayudó a quitar el enfoque de los números y devolverlo a mi salud general. Vuelvo y repito: me siento más sana y más segura que nunca, y eso es lo que más deseo para ti.

A moverse se ha dicho

Una vez, al comenzar una de las tantas dietas, recuerdo que esta en particular aconsejaba dejar a un lado… ¡el ejercicio! ¿La razón? Que demasiado ejercicio te podría hacer subir de peso en la balanza y eso podría desanimarte a continuar con el plan. Pues, nosotras ya hemos decidido deshacernos de la balanza traidora, así que olvídate de esta teoría. En el estilo de vida Chi-keto, el ejercicio es parte de una rutina diaria sana y equilibrada. No solo eso, es lo que mantiene todo tu cuerpo tonificado y viéndose bien, ¿me entiendes? Me encanta sentirme en forma y tonificada, por eso soy fan del ejercicio (en especial cuando cambiamos nuestros hábitos alimenticios), ¡y quiero que tú también mantengas un cuerpo firme!

Hay un plan de entrenamiento para cada una de las semanas Chi-keto, y cada ejercicio se describe en detalle en el capítulo 5, con instrucciones claras sobre cómo ejecutar cada movimiento para que te sientas como toda una reina. Ya entraremos en esos más adelante. Por ahora lo que quiero que recuerdes es esto: ¡una verdadera diva siempre se mantiene dedicada, disciplinada y motivada! Así que mantén tus metas a la vista y haz al menos de treinta a cuarenta y cinco minutos de ejercicio cardiovascular diarios. Y una vez que termines, ¡felicítate! Solía ser tan dura conmigo misma, siempre obsesionada con cómo me podría haber esforzado aún más, creyendo que lo que hacía nunca era suficiente. Pero con este estilo de vida, dejé de ser tan exigente. Ahora, me felicito aun después de un entrenamiento de solo treinta minutos, porque he aprendido que terminar un set de ejercicios es un gran logro.

Como todo hábito nuevo, tienes que darte tiempo para incorporarlo en tu rutina diaria. Tómate tu tiempo con los entrenamientos y hazlos a tu propio ritmo, pero prométeme que moverás esas pompas al menos un poquito todos los días y te esforzarás aún más cuando te empieces a sentir más fuerte. ¿Es difícil? Pues, ¡claro que sí! Pero para ponerte en forma no te queda otra. ¿Vale la pena? Por supuesto. Te sentirás más fuerte, más firme, más en forma y más poderosa que nunca antes. ¿Habrá días en los que querrás tirar la toalla y darte por vencida? Sí, y lo sabes. Pero esos son justamente los días en los que tienes que reunir toda esa voluntad interior, visualizar todo el bien que le está haciendo esto a tu cuerpo y a tu vida y seguir adelante. Si tonificas tu cuerpo, cuando empieces a perder peso descubrirás músculos que ni siquiera sabías que tenías, y eso solo te mantendrá motivada.

UN DÍA DE PLACER

Luego de una semana de trabajo duro, comidas saludables inspiradas en la dieta *keto* y desafiantes sesiones de sudor, ¿adivina qué te da Chi-keto que no te dan otras dietas? ¡Un día de placer! Sí, leíste bien. Las dietas extremadamente estrictas simplemente no me funcionan. ¿Cómo mantienes reglas tan duras y limitantes durante tanto tiempo? Pues, no es posible. Cuando primero probé la dieta *keto*, lo hice al pie de la letra, hasta oriné en tiras reactivas. Y aunque Sarah me había puesto un día de placer, me negaba a usarlo, pensando que hacer la dieta *keto* estricta era la única manera. Luego, después de dos semanas, cedí y comí de todo por varios días seguidos, hasta que por fin abrí los ojos.

Al limitarnos tan estrictamente, lo que más queremos es comer todo lo que se nos ha prohibido y más. Aunque tenía un día de placer en este plan, no podía sacudirme la idea de que estaba haciendo trampa, y tenía miedo de que un día libre me sacara de cetosis, lo cual significaría que, a la mañana siguiente, tendría que comenzar de cero. Cuando compartí esto con Sarah, simplemente me miró y dijo: "¿Cuántas veces vas a fallar en una dieta antes de darte cuenta de que esto es parte de tu patrón?". Luego agregó algo que me ha quedado desde ese día: es hora de borrar la palabra *trampa* de nuestro vocabulario. *Trampa* implica algo malo, como si estuviéramos deshaciendo todo el trabajo arduo que realizamos durante la semana al permitirnos hacer trampa y comer una comida fuera de la dieta. Ya basta. Por eso lo llamamos un día de *placer*, el día clave que te ayudará a convertir el plan Chi-keto en un estilo de vida en vez de en una solución temporal. Así que despójate de ese miedo y simplemente disfruta… sin culpa.

Yo elegí el domingo como mi día de placer porque en general es mi día libre de trabajo, el que uso para pasar más tiempo con mi familia y amigos o simplemente disfrutar de un rato tranquilo en casa. Eso quiere decir que ese día puedo visitar a mi abuelita y comer su arroz con frijoles; o puedo almorzar con mis amigas y pedir una pizza con mucho queso y *pepperoni*, y espolvorearla con hojuelas de chile para darle ese toque picante extra; o puedo compartir un banana *split* con mi marido; o simplemente disfrutar un plato de *fettucine* Alfredo o lo que se me haya estado antojando esa semana. Asegúrate de incluir algo de ejercicio cardiovascular ese día, como hacer una caminata rápida, salir a trotar o poner música y perrear al ritmo de la canción. Pero, te pido por favor, que no se te vaya la mano.

Consejos de chingona

Date el gusto pero no te vuelvas loca

El hecho de que sea tu día de placer no significa que debes atiborrarte con todos tus antojos el día entero. Elije una comida, la que te ha tenido relamiendo los labios toda la semana, la que hace que tu corazón pegue un saltito, para que valga la pena, y hazla tu momento de placer especial donde te sientas a saborear hasta el último bocado.

Hablando de antojos, ¿alguna vez te has preguntado por qué, luego de ver una propaganda con un grupo de personas felizmente devorándose un combo de pollo crujiente acompañado de papas fritas, de pronto te dan ganas de pedir eso para la cena? Pues, ese es el fin de la propaganda: jugar con tu mente y convencerte de que no puedes terminar el día sin esa comida. Y eso es exactamente lo que te hacen los antojos. Comienzan en tu mente, algo dispara la memoria que lleva a un antojo específico, y luego ya no te lo puedes sacar de la cabeza. Pero, recuerda, no son algo que necesites para sobrevivir; son algo que tu mente te está diciendo que deseas. Hay una gran diferencia.

Mira, no te estoy diciendo que te olvides de tu antojo por completo. Reconócelo, pero también toma en cuenta que eres lo suficientemente fuerte como para esperar hasta tu día de placer para satisfacerlo. Cuando por fin llegue ese día, simplemente reemplaza una comida keto por la que te tiene antojada —como unos chilaquiles con una michelada para el almuerzo o un acompañamiento de frijoles (¿se nota que eso es lo que más extraño!?)—. Luego, come los otros platos Chi-keto el resto del día, los cuales, por cierto, son tan ricos que puede que no necesites mucho más. Si se te antoja algo dulce, sigue el plan de comidas y simplemente termina una de ellas con el postre con el que has soñado toda la semana. Si lo que extrañas es un cóctel, tómate el trago y sigue el plan Chi-keto el resto del día. Cuando tengas un antojo a mitad de semana, en vez de sentir que tienes prohibido hasta pensar en él, ahora puedes esperar con gusto tu día de placer y disfrutarlo en ese momento. ¿Sí me entiendes? Date el gusto pero no te desmadres, y luego vuelve al plan Chi-keto a primera hora del día siguiente.

Romper viejos hábitos nunca es fácil, en especial aquellos que hemos heredado de nuestras abuelas y nuestras mamás, como una tortilla calientita acompañada de frijoles. Y crear nuevos hábitos es igual de difícil, pero si algo no te desafía, no te cambia. Por suerte solo se necesitan veintiún días para crear un hábito nuevo que te puede cambiar la vida para mejor. No estoy diciendo que todo será un paseo de rosas. Sin duda te enfrentarás con piedras en el camino, porque somos humanos y así es la vida. La primera en tocar a tu puerta en la semana uno será la llamada gripe *keto*. También tendrás que enfrentar tentaciones sobre la marcha y quizás tengas momentos en los que estarás al borde de ceder. Todo esto está bien. No te castigues ni te rindas. Aquí te dejo algunos consejos para ayudarte a reconocer estos peñascos en tu camino y abofetearlos para que no te molesten más.

La gripe keto

Durante la primera semana comiendo a la Chi-keto, es probable que sientas síntomas que se han identificado como la gripe *keto*. Cuando pasas de una vida recargada de carbohidratos a un plan alimenticio al estilo *keto*, tu cuerpo pasará de quemar carbohidratos como combustible a quemar grasa. Eso es una maravilla, pero mientras te ajustes a esta nueva forma de comer, probablemente te sientas algo maltrecha antes de sentirte mejor. Al empezar cualquier tipo de dieta *keto*, es normal sentir algunos si no todos los siguientes síntomas:

- calambres musculares
- dolor de cabeza
- estreñimiento o diarrea
- fatiga
- insomnio
- irritabilidad
- malestar estomacal
- náuseas

Es normal porque tu cuerpo está en *shock* mientras intenta comprender de dónde sacar el combustible ahora que has eliminado los carbohidratos como su fuente principal de energía. Sinceramente, esa etapa no es nada divertida. Aquella primera semana es más bien difícil. Recuerdo sentirme cansada y sufrir dolores de cabeza. Te puedes llegar a estreñir o sentir calambres o ansiar comer azúcar mientras tu cuerpo se adapta a ya no tenerlo corriendo por tus venas. Alza la cabeza y aguanta, solo durará unos días. Yo sé que lo puedes lograr. Solo tienes que saltar esa piedra en el camino y seguir adelante. Mientras tanto, esto es lo que puedes hacer para aliviar algunos de los síntomas de la gripe *keto*:

- **Mantente hidratada.** Al cortar de tus comidas la mayoría de los carbohidratos, que retienen agua, estarás perdiendo mucha más agua mientras te ajustas a esta forma de alimentarte. Así que aumenta la cantidad de agua que tomas a por lo menos diez tazas al día. Para ser más exacta, calcula 75% de tu peso y esa será la cantidad exacta de onzas que debes tomar por día.
- **Repón los electrolitos.** Los electrolitos te ayudan a mantenerte equilibrada, evitan los calambres musculares y alivian los síntomas de la gripe *keto*. Si no eres una reina hidratadora, entonces debes aumentar la cantidad de electrolitos que tomas durante la primera semana haciendo Chi-keto hasta que tu cuerpo se adapte a esta nueva manera de alimentarse. Busca suplementos de electrolitos sin azúcar (endulzados solo con edulcorantes aprobados por la dieta *keto*, como la stevia) ni carbohidratos, y asegúrate de que contengan los seis electrolitos y minerales esenciales: magnesio, potasio, sodio, cloruro, calcio y fósforo.
- **Duerme bien.** El insomnio y la irritabilidad son síntomas comunes de la gripe *keto*, así que asegúrate de hacer todo lo posible para lograr que tu cuerpo y mente se puedan relajar y disfrutar de un sueño reparador. Deja de consumir tanta cafeína, tómate un baño tibio antes de irte a la cama, deja tu celular a un lado, medita y tómatelo con calma. Puede que pases una o dos noches sin dormir bien, pero volverás a tu patrón de sueño normal en unos pocos días, así que, si todo lo demás te falla, sé paciente.

La gripe *keto* probablemente sea la primera piedra que encuentres en tu camino Chi-keto. Honestamente, es incómodo y cuando la estás pasando, lo único que deseas es que se termine. No todos la sufren, pero si te ocurre, hidrátate con electrolitos, duerme bien y tómatelo con calma hasta que se te pase, porque esto también pasará. Para lograr que tu mente ayude a tu cuerpo a través de este momento duro, piensa en otras veces en las que has experimentado algo difícil en tu vida y cómo lo lograste sobrellevar. A mí me ha tocado pasar por varios momentos de dolor —como cuando murió mi mamá— para por fin sentirme mejor y ser mejor, y sé que tú también lo podrás hacer. Sé paciente contigo misma. No durará para siempre. Pronto empezarás a notar que esa sensación de lentitud más los dolores de cabeza comenzarán a esfumarse y darán lugar a una claridad mental y una capacidad de enfoque que te harán preguntarte por qué no habías hecho esto antes.

CUANDO LA TENTACIÓN TE LLAMA… Y DE SEGURO TE LLAMARÁ

La tentación es el demonio. Imagínate esto: estoy en el escenario durante dos horas cantando con todo mi corazón, perreando aquí y allá, seguido de una hora de saludos y autógrafos. Para cuando termino, son las tres de la mañana y no puedo más del pinche hambre. Lo único que está abierto a esa hora son restaurantes de comida rápida y cafeterías. Cuando entramos y nos sentamos, todos a mi alrededor empiezan a ordenar croquetas de papas, panqueques, papas fritas, batidos de helado, hamburguesas con varias tiras de tocino y yo estoy lista para echar mi estilo Chi-keto a la acera y atacar a una maldita hamburguesa. Al principio, resistir esta seducción me resultaba increíblemente difícil, pero una vez que aprendí cómo satisfacer mis antojos sin darme totalmente por vencida, empecé a sentirme orgullosa de poder desafiar la tentación. La próxima vez que nos detuvimos en uno de estos sitios, tomé por sorpresa a todo el equipo al ordenar una hamburguesa con queso al estilo *keto*, reemplazando el pan con lechuga, y dar por terminada la noche. Recuerda, deja que tu fuerza de voluntad sea más fuerte que esa tentación que no te hará nada bien. ¡Resiste, persiste y regocíjate! Aquí tienes algunas opciones que te ayudarán a satisfacer tus antojos y mantener las tentaciones a raya:

Tentación	*Solución*
Arroz	Arroz de coliflor (p. 117)
Frijoles	Frijoles refritos *keto* (p. 158)
Tostadas	*Mozzarella* tostada (p. 82)
Tortillas	Tortillas Chi-keto (p. 56)
Pan de hamburguesas	Hongos Portobello (p. 87)
Pasta	Fideos de calabacín (p. 126)
Elote	Elote de coliflor (p. 153)
Arroz con leche	Arroz con leche de semillas de chía (p. 160)
Leche	Crema

No cambies lo que más deseas por lo que quieres ahora

Chi-keto ofrece muchas alternativas que te brindarán la textura y el sabor que mueres por degustar sin los carbohidratos y el azúcar adicionales, para que puedas tomar control de tus tentaciones y disfrutar de tus antojos en tu día de placer. Una vez que te acostumbres a comer de esta manera, notarás que tus antojos también disminuirán. Así que no aflojes, reina.

Yo he estado siguiendo mi estilo de vida Chi-keto durante más de un año ahora, y por mucho que me encante, honestamente aun me cuesta cuando voy a la casa de mi abuelita. ¿Cómo puedo decir no a sus frijoles charros? ¿Sabes lo difícil que es resistirme a esos frijoles cremosos cocinados con el tocino saladito y el chorizo exquisito? No es solo que no quiera hacerla sentir mal, también es que adoro su comida, y es una de las cosas que hacemos al compartir tiempo juntas, por eso es mi tentación más grande. Antes de hacer de esto mi estilo de vida, aceptaba un plato (o dos o tres) repleto de comida de mi abuelita, y me comía hasta el último bocado. Ahora, con Chi-keto, he aprendido a elegir qué comer cuando la visito y aceptar solo una porción, dejando sus famosos frijoles charros para mi día de placer. Lejos de ser perfecta, a veces la tentación gana, en especial cuando tiene que ver con la cocina de mi abuelita, pero he aprendido a no castigarme por eso. Somos humanos y no podemos dejar que una caída en la tentación nos derrote.

Retoma tu camino

Descarrilarse puede ser desalentador; nos da pena, pero nos pasa a todos. Es ese momento en el que una tentación lleva a un efecto dominó: una porción de pizza por aquí, dos taquitos fritos por allá, un puñado de papitas en una mano, una taza de horchata en la otra. Y de golpe te encuentras en la segunda semana de este círculo vicioso de autosabotaje sintiendo que no hay vuelta atrás. Puede pasar cuando estamos demasiado ocupados y pensamos que no tenemos tiempo para cocinar una comida sana. Pero no se trata de *tener* tiempo, reina, se trata de *hacer* tiempo y hacer el esfuerzo. Si no puedes cocinar una de las deliciosas recetas de este libro, entonces aplica los principios de Chi-keto en lo que ordenas en un restaurante. Simplemente quita los carbohidratos, agrega la grasa buena y retoma tu camino. No dejes que una piedra en el camino te desvíe de tu destino. ¡No te rindas! Endereza tu corona y sigue adelante.

Durante mi primer año en Chi-keto, no tuve una sino dos cirugías para lidiar con mis quistes ováricos. En ambas ocasiones, mi equipo médico me recomendó que siguiera lo que ellos creían era una dieta "balanceada" para acelerar mi recuperación. Esto incluía lácteos (todo bien), carnes (okey) y granos (¿que qué?, ¡tenemos un problema!). Lo único que deseaba era sanarme, así que seguí sus consejos y comí lo que me recomendaron durante un mes. Y me recuperé, pero una vez que estaba lista para volver a mi día a día, no me gustaba cómo me estaba sintiendo. Mi energía estaba por el piso, mi mente estaba difusa y nuevamente estaba hinchada. No te puedo explicar lo frustrada que me sentía. Fue la piedra más grande en mi camino hasta el momento. Mis mejillas estaban otra vez infladas (mira, siempre tendré cachetes pomposos arriba y abajo) y me aplastó el alma porque sentí que me tocaba comenzar desde cero. En cuanto los médicos me dieron luz verde, arranqué a toda marcha (Sarah literalmente me tenía corriendo como ejercicio cardiovascular) y sobrepasé esta mega piedra como una buena *boss bee*. Sentí que había perdido una parte esencial de quien era y no veía la hora de volver a mí misma otra vez.

Luego de algunos tropiezos, retomé mi camino y hasta baile el perreo cuando por fin comencé a redescubrir mi energía perdida y mi claridad mental. Esa fue toda la motivación que necesité para continuar con mi estilo de vida Chi-keto. Estoy en un punto de mi vida en el que sentirme bien es mi prioridad. Los años pasan pero quiero continuar teniendo la energía que necesito para lograr mis metas como una buena *boss bee* y disfrutar de una vida larga, sana y próspera. Sé que por ahí no me entiendes, y quizás no lo comprendas hasta que comiences este trayecto por tu cuenta, pero el minuto en que dejes de cargar con el exceso de carbohidratos en tu comida, te empezarás a sentir tan liviana y energizada que no habrá vuelta atrás.

ÁMATE EN TODO MOMENTO

Dondequiera que miremos, estamos bombardeadas con imágenes de mujeres en las redes sociales que han sido retocadas, alisadas y aparecen sin un rastro de celulitis ni estrías ni imperfecciones, con cuerpos perfectamente proporcionales y ni una lonja a la vista. Nos hacen creer que nos tenemos que esforzar para lograr vernos así. Entonces seguimos estas reglas, agregamos un filtro por aquí, hacemos desaparecer alguna imperfección y ¡*voilá*!, ahora somos el ejemplo estereotipado de lo que se considera hermoso en los medios. Ándale, todas hemos caído en esta trampa… a mí me ha pasado. El primer paso para salir de este desastre es reconocer que esto en realidad es una forma de odio a nosotras mismas y un autosabotaje. Chula, ya hay suficiente gente resentida que nos hace esto, ¿por qué tenemos que agregar leña al fuego y también hacérnoslo a nosotras mismas?

Aunque luché con mi peso en casa, sinceramente jamás me di cuenta qué estilo de problema causaría mi tipo de cuerpo en público hasta que comencé a trabajar en el mundo de la televisión. Fue entonces cuando me vi obligada a confrontar la primera ola de comentarios sobre mi cuerpo: "Eres demasiado gorda para estar en la tele. ¡Baja de peso!". La gente me insultaba y me decía de todo. El acoso fue realmente intimidante, y puedo sentarme aquí y hacer de cuenta que lo pasé por alto, pero eso es mentira porque soy humana, y las palabras hieren, y yo tendré una coraza dura pero mi corazón es sensible. La verdad: me afectó. Continuamente pensaba, *Ay Dios mío, ¿mi cuerpo en serio es un tema tan importante?*

Con el pasar de los años, desarrollé voces negativas en mi mente que me hacían sentir mal por no parecerme a lo que se supone de una figura pública. Me estaba comparando a la *percepción* de otras personas y sus expectativas sobre mi apariencia. Y comencé a creerles; sentía que, para verme mejor, realmente tenía que seguir el camino de otra persona. Pero aspirar a parecerte a otra persona solo te aleja de tu propia belleza y desacredita quien eres.

No creé el estilo de vida Chi-keto para amoldarme a cierto número en la balanza o verme como otra persona. Lo hice para aprender a cuidar mi cuerpo, mente y alma. Pero, ni modo, a veces esas tóxicas voces internas ganan. Aún tengo días en los que lucho con mi imagen corporal y las voces inseguras en mi mente. Pero por fin he aprendido a amar y aceptar mis curvas —cada hoyuelo, cada cicatriz, cada estría y cada arruga— sin importar lo que diga la gente resentida. Tus voces internas siempre van a tratar de engañarte; la autorrealización es la clave para silenciar a esos demonios. Además, un resentido siempre te va a odiar. En sus ojos, siempre seremos demasiado flacas, curvilíneas, altas, bajas o demasiado de algo más. Así que debemos aprender a amarnos incondicionalmente, pase lo que pase.

El estilo de vida Chi-keto me ha llenado de energía y positividad y me ha enseñado a eliminar metas poco realistas. No pretendo llegar a una talla cero. Mi meta a corto plazo es perder una o dos tallas para sentirme cómoda, pero no quiero deshacerme de mis curvas, simplemente realzarlas. Son parte de quien soy hoy, y eso me enorgullece sobremanera. No como para satisfacer el hambre. Como para alimentar mi cuerpo así puedo atravesar el día sintiéndome increíble, llena de energía y lista para cumplir mis sueños. Y alimento mi cuerpo para lograr mis metas a largo plazo y para sentirme fabulosa y vivir una vida larga y saludable.

Establece tus propias metas a corto y largo plazo y celebra cada paso en este camino Chi-keto. Recuerda: cada quien tiene lo suyo, somos todas únicas, así que intentar verte como otra persona no te hará justicia. Tenemos que esforzarnos para mejorar nuestra salud y capacidad física porque es una forma de amor propio. Tu cuerpo es tu único hogar permanente. Lo que le metes es lo que recibirás de él. Nútrelo y florecerá.

Tienes que nutrirte para florecer.

TRES

El plan de 21 días

Ha llegado la hora de que arranques tu viaje Chi-keto. Domina el arte Chi-keto siguiendo el plan de 21 días de comidas y ejercicios cuidadosamente trazado en este capítulo. No te compliques la vida. La meta no es ser perfecta. La meta es que te esfuerces cada día para transformar esta nueva manera de comer y ejercitarte en un hábito saludable y duradero. Si te equivocas y sucumbes a una tentación o dejas de hacer un día de entrenamiento, no lo conviertas en un "Bueno, lo volveré a empezar la semana que viene". Retoma el camino ese mismo día o la mañana siguiente y sigue adelante. El cambio no es fácil, así que por favor sé honesta y paciente contigo misma sobre la marcha.

Este plan fue diseñado para brindarte una guía clara de qué comer y cómo hacer ejercicio de manera eficiente. Sin embargo, recuerda, ni Sarah ni yo somos médicas ni nutricionistas registradas. Si tienes *cualquier tipo* de condición médica, como diabetes o problemas cardíacos, por favor consulta con tu médico/a antes de comenzar esta o cualquier otra dieta.

Hemos eliminado el conteo de macros o la obsesión con el número en la balanza para que puedas enfocarte primordialmente en crear hábitos que te llevarán a una vida sana y vibrante. La preparación es la clave en todo lo que nos proponemos lograr. Lo único que tienes que hacer es abastecerte de los ingredientes necesarios para poder preparar las comidas con anticipación, seguir las porciones sugeridas y hacer los entrenamientos.

Las recetas se pueden intercambiar, es decir, si prefieres un desayuno en vez de otro, cámbialo y sé feliz. Lo mismo con los almuerzos y las cenas. También hemos incluido refrigerios (ver la página 151) por si te agarra el hambre entre comidas. Algunos son dulces y otros salados para que puedas elegir lo que necesites en el momento dado. Eso sí, no te comas más de dos refrigerios por día, y solo hazlo si los necesitas.

También tienes una práctica lista de compras con todo lo que necesitarás para preparar las comidas de cada semana. No dudes en adaptar las comidas a tus necesidades, horarios y presupuesto. El objetivo del plan Chi-keto no es complicarte la vida sino ayudarte a crear una nueva perspectiva que te permitirá seguir disfrutando de tus platos y sabores favoritos sin el exceso de carbohidratos. Te estoy hablando de una manera sensata de comer.

Al seguir estas recetas, pronto notarás que podrás reconocer fácilmente lo que debe y no debe estar en tu plato sin tener que preocuparte por mantener un diario de alimentos. Conéctate con tu cuerpo y presta atención cuando te dice *basta*. Esa señal que te avisa que estás llena es fácil de identificar si estás escuchando, así que mantente en sintonía contigo misma y evita comer de más. Recuerda, si algo te tiene antojadísima, anótalo y cómetelo en tu día de placer. Y si caes en la tentación de comer algo extra durante la semana, no te castigues. Nos pasa a todas. Simplemente encuentra la manera de equilibrarlo, haciendo, por ejemplo, unos minutos extra de ejercicio cardiovascular ese día.

Los entrenamientos de cada semana deben ser un desafío, pero hazlos a tu propio ritmo. Esfuérzate, pero escucha a tu cuerpo. No te preocupes si no puedes hacer todas las repeticiones o todas las series al comienzo. Simplemente haz lo que se sienta mejor para tu cuerpo. Con tiempo y continuidad, los resultados llegarán por sí solos. Recuerda ser paciente, consistente y persistente. Todo a su tiempo.

Y qué mejor manera de celebrar cada logro que con un traguito, ¿verdad? Sí, leíste bien. ¿Acaso tú esperabas que una tequilera como yo adopte un estilo de vida que no me permita beber mi tequila favorito? Ya sea que te guste solo, como a mí, o con un toque dulce, hay para todos los gustos en la sección *"Happy Hour"* en la página 145. Pero espérate un momento, chingona, seamos realistas. Si la meta es perder peso, el alcohol no es la respuesta. Así que no te pases de uno o dos tragos por semana. Eso te mantendrá contenta mientras pasas el rato con tus amigas sin deshacer todo tu esfuerzo. ¡Salud!

Consejos de chingona

Cinco pasos para adueñarte del estilo de vida Chi-keto

1. Elige alimentos verdaderos, sin procesar, preferiblemente aves de corral y carne orgánica alimentados con pasto, lácteos y productos agrícolas orgánicos y mariscos capturados en su medio natural para mejorar tu nutrición. Tu cuerpo es un templo, reina. Invierte en lo que le metes adentro.

2. ¡Mantente hidratada, amiga! Toma mucha agua a través del día.

3. Mueve esas nalgas y sigue cada entrenamiento a tu ritmo. Recuerda, no se vuelve más fácil, simplemente tú te vuelves más fuerte.

4. Nunca te compares con nadie porque, chula, no hay nadie como tú. Es hora de enfocarte en tus propias metas personales.

5. Tienes que nutrirte para florecer. Comemos para alimentar a nuestros cuerpos con nutrientes de buena calidad no para saciar nuestras emociones.

Una vez que termines estas tres semanas, serás una reina Chi-keto que sirve deliciosas comidas inspiradas en la dieta *keto* sin preocuparte del por qué comer. ¡Es hora de transformarte en una buena *boss bee* y poner en marcha este plan de 21 días!

Menos baja autoestima. Más autocuidado.

LA DESPENSA CHI-KETO

Lo primero para prepararte para tu plan Chi-keto de 21 días es abastecer tu despensa con todo lo necesario para condimentar y sazonar tus nuevos platos preferidos. Si hay algo que sabemos hacer los latinos es darle sabor a nuestra comida.

Especias y condimentos

achiote

canela molida

cebolla en polvo

chile en polvo

cilantro molido

cilantro seco

comino molido

condimento para tacos

extracto de vainilla

granos de pimienta negra

hojas de laurel

hojuelas de pimiento roja

orégano seco

pimentón

pimentón ahumado

polvo de ajo

romero seco

sal de ajo

sal *kosher*

sal marina

Tajín

tomillo seco

Aceites y vinagres

aceite de aguacate

aceite de coco

aceite de oliva

manteca de coco

spray para cocinar

vinagre blanco destilado

vinagre de manzana

vinagre de vino tinto

Mostazas y salsas

mayonesa

mostaza de Dijon

mostaza granulada

pico de gallo

salsa

salsa roja para enchiladas

Chiles enlatados

chiles verdes picados

chipotle en adobo

jalapeños encurtidos

Otros

bicarbonato de sodio

hojuelas de coco rallado sin azúcar

jarabe de arce sin azúcar

leche de coco sin azúcar

polvo de hornear

semillas de cáñamo

semillas de chía

Consejos de chingona

La hora de comer

Programa tus comidas a través del día dejando entre dos horas y media y tres horas entre cada una para que nunca sientas que te estás muriendo de hambre. Acá va un ejemplo de posibles horarios de comidas de un día:

> 7:00 a.m.: Desayuno
> 10:00 a.m.: Refrigerio
> 1:00 p.m.: Almuerzo
> 4:00 p.m.: Refrigerio
> 6:30 p.m.: Cena

Recuerda: Chi-keto permite un refrigerio a media mañana y otro a media tarde, pero solo si lo necesitas. Presta mucha atención a lo que te está diciendo tu cuerpo. A veces el cuerpo envía señales de hambre cuando en realidad tiene sed, así que tómate un vaso de agua antes de buscar un refrigerio y fíjate cómo te sientes. Si aun tienes hambre, entonces come tu refrigerio (ver recetas de las páginas 151 a 163), para eso están. Te entiendo, la lucha se hace cuesta arriba cuando estás intentando verte como un bombón mientras se te antoja un bombón.

¡Arriba y a arrasar con todo!

¡Te felicito por tomar el primer paso hacia una versión más saludable y actualizada de ti! Estoy tan orgullosa de que hayas decidido acompañarme en este plan Chi-keto de 21 días. Como ya sabrás por tus propias vivencias, el cambio es un desafío, y también lo es esta primera semana en que entras a Chi-keto. Estarás reemplazando tu forma habitual de comer recargada de carbohidratos con comidas que alimentarán tu cuerpo de manera súper eficiente, lo cual es maravilloso, pero primero tendrás que pasar por los síntomas de la gripe *keto*. Recuerda tomar MUCHA agua para ayudar a eliminar las toxinas y saciar el hambre mientras te acostumbras a comer al estilo Chi-keto.

Consejos de chingona

Si necesitas satisfacer un antojo dulce (en especial si te está por venir), prueba uno de los refrigerios en las páginas 159 a 163.

¡El Arroz con leche de semillas de chía (página 160) es mi favorito!

Mantén tus prioridades claras y tu cabeza en alto para que no se te caiga la corona.

MENÚ CHI-KETO: SEMANA 1*

Si tienes hambre entre comidas, tenemos cubiertas tus necesidades saladas y dulces con las recetas de refrigerios de las páginas 151 a 163. Puedes comer uno o dos refrigerios por día (uno a media mañana y/o uno a la tarde), *si lo necesitas*. Es decir, si necesitas una ayudita extra para saciar tu hambre antes de tu próxima comida. Simplemente asegúrate de seguir la porción recomendada de cada receta.

Día 1
Desayuno: Huevos rancheros (página 55)
Almuerzo: Aguachile (página 81)
Cena: Tacos Chi-keto (página 115)

Día 2
Desayuno: Huevos con chorizo (página 58)
Almuerzo: Chile gordo (página 83)
Cena: Fajitas a la flor (página 117)

Día 3
Desayuno: Aguacate relleno (página 59)
Almuerzo: Ensalada a la Chi-taco (página 84)
Cena: Nacho-chingona (página 119)

Día 4
Desayuno: Chi-*Muffins* (página 60)
Almuerzo: Hamburguesa de pollo a toda madre (página 86)
Cena: Ceviche de camarones con tostada *keto* (página 120)

Día 5
Desayuno: Fajita *frittata* (página 61)
Almuerzo: Hamburguesas Chi-keto (página 87)
Cena: Pollo a la plancha con ensalada (página 121)

* ¿Estás con ganas de celebrar? Ve a la sección *Happy Hour* (página 145). Simplemente asegúrate de servirte la porción recomendada de cada receta y no tomes más de uno o dos tragos por semana.

Día 6
Desayuno: Horchata Chi-keto (página 62)
Almuerzo: Carnitas con jalapeños rellenos (página 89)
Cena: Salmón al horno con crema de lima y espárragos (página 122)

Día 7
Desayuno: Chilaquiles con chicharrón y crema de aguacate (página 63)
Almuerzo: Ensalada de fajitas de carne con aderezo de cilantro y lima (página 91)
Cena: Pollo frito con puré de coliflor y ajo (página 124)

LISTA DE COMPRAS PARA LA SEMANA 1

Te facilitamos la vida con esta lista de compras de todo lo que necesitas para preparar tus comidas cada semana. Porque si estás preparada, ¡tendrás éxito!

Lácteos

crema

crema agria

crema mexicana

huevos

mantequilla clarificada

mantequilla con ajo clarificada

mantequilla ecológica

queso blanco

queso *cheddar* rallado

queso Colby Jack

queso Cotija rallado

queso crema

queso *mozzarella* rallado

queso parmesano rallado

Productos agrícolas

aguacates

ajo

arroz de coliflor

cabezas de coliflor

cebollas amarillas

cebollas blancas

cebollas moradas

cebolletas

cebollines

chile serrano

chile poblano

cilantro

cuñas de melón

espárragos

espinaca bebé

frambuesas

fresas

hongos Portobello

jalapeños

lechuga mantequilla

lechuga romana

limas

limones

naranjas *navel*

pepinos

perejil

pimientos amarillos

pimientos rojos

pimientos verdes

rábanos

rúcula

tomates perita

Mariscos y carnes

bistec de falda

camarones grandes

chorizo mexicano dulce o picante

jamón

paleta de cerdo deshuesada

pavo molido (85% magro)

pechugas de pollo deshuesadas y sin piel

pierna de pollo (con el muslo)

pollo molido

tocino

Otros

almendras blanqueadas

caldo de pollo

cerveza negra

chicharrones

jalapeños en escabeche cortados
en rodajas

leche de almendra sin azúcar

leche de coco sin azúcar

mantequilla de coco extravirgen

proteína de clara de huevo en polvo

tomates cortados en dados enlatados

ENTRENAMIENTO PARA CHINGONAS: SEMANA 1

La distancia entre donde estás y donde quieres estar se calcula con lo mucho que deseas lograrlo. ¿Es fácil? No. ¡Pero vale tanto la pena!

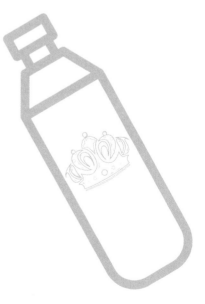

Lista de canciones para entrenar y perrear

"Booty" —Becky G con C. Tangana

"Booty" —Jennifer Lopez con Iggy Azalea

"She Bad" —Cardi B y YG

"Cristina" —Maffio con Nacho, J Quiles y Shelow Shaq

"Good Form" —Nicki Minaj con Lil Wayne

"Dinero" —Jennifer Lopez con DJ Khaled y Cardi B

"Money" —Cardi B

"200 MPH" —Bad Bunny con Diplo

"0 to 100 / The Catch Up" —Drake

"Martes es muy lejos" —Chiquis

Para más información sobre cómo realizar cada ejercicio correctamente, ve al capítulo 5: "Los 12 ejercicios esenciales para tener el cuerpazo de una chingona".

Entrenamiento 1

Puente de glúteos 10 repeticiones × 3 series

Flexiones de bíceps con banda elástica
    12 repeticiones × 3 series

Sentadillas con banda elástica 10 repeticiones × 3
    series

Plancha 20 segundos × 3 series

Entrenamiento 2

Zancadas estáticas 12 repeticiones × 3 series

Flexiones 10 repeticiones × 3 series

Remo con mancuernas 10 repeticiones × 3 series

Abdominales 15 repeticiones × 3 series

Entrenamiento 3

Escaladores de montaña 15 segundos × 3 series

Empuje de hombros 10 repeticiones × 3 series

Patadas de burro 12 repeticiones × 3 series

Patadas de tríceps 10 repeticiones × 3 series

¡Sí, reina, lo lograste!
Ya completaste la primera semana,
como una mujer poderosa...
¡no te detengas ahora!

La mejor vista llega después de la escalada más difícil

La parte más difícil de todo lo que hacemos es comenzar. La primera semana puede que haya sido dura, pero reina, tú acabas de demostrar que eres aún más dura. En la segunda semana, comencé a esperar con ganas mi próxima comida y me di cuenta de que hacer ejercicio y comer sano no estaba nada mal. Me acostumbré a lo que tenía que comer y evitar, y tú también lo harás. Ahora te comenzarás a sentir más en control de la comida y los entrenamientos y hasta notarás un cambio en tu energía.

Consejos de chingona

Sé que todavía puede que eches de menos ciertas comidas, como las tortillas. Amiga, ¡te entiendo más que nadie! No hay nada como unas tortillas caseras, ¡por eso te brindo la receta de Tortillas Chi-keto (página 56) que puedes disfrutar con el almuerzo de Cazuela de pollo y chipotle (página 98) del día 11 esta semana!

Sigue chambeando porque al final estarás prosperando. Repítelo conmigo: Estoy haciendo esto para mí.

MENÚ CHI-KETO: SEMANA 2*

Recuerda: si tienes hambre entre comidas, tenemos cubiertas tus necesidades saladas y dulces con las recetas de refrigerios de las páginas 151 a 163. Puedes comer uno o dos refrigerios por día (uno a media mañana y/o uno a la tarde), *si lo necesitas*. Simplemente asegúrate de seguir la porción recomendada de cada receta.

Día 8

Desayuno: Panqueques con chocolate y arándanos (página 65)
Almuerzo: Sopa de tortilla y pollo (página 93)
Cena: Fideos cremosos con pollo y tomates (página 126)

Día 9

Desayuno: Barra de *cheesecake* y arándanos (página 66)
Almuerzo: Pizza de *prosciutto* y rúcula (página 94)
Cena: Salteado de verduras con chorizo de pollo (página 127)

Día 10

Desayuno: Machaca con huevos (página 67)
Almuerzo: Aguacates rellenos de pavo molido (página 96)
Cena: Tazón de enchilada de pollo (página 128)

Día 11

Desayuno: Panqueques de coco (página 68)
Almuerzo: Cazuela de pollo y chipotle (página 98)
Cena: Carne asada con chimichurri envuelta en lechuga (página 129)

Día 12

Desayuno: Pimiento relleno de *omelet* de jamón y queso (página 69)
Almuerzo: Pollo en mole verde y arroz con semillas de cáñamo (página 99)
Cena: Costillas de puerco en adobo con ensalada de nopales (página 131)

---

* ¿Estás con ganas de celebrar? Ve a la sección *Happy Hour* (página 145). Simplemente asegúrate de servirte la porción recomendada de cada receta y no tomes más de uno o dos tragos por semana.

Día 13

Desayuno: Bomba de tocino y aguacate (página 70)

Almuerzo: Pechuga de pollo en salsa de queso y espinaca (página 101)

Cena: Carne a la tampiqueña con calabacín asado (página 133)

Día 14

Desayuno: Pudín de arándanos y chía (página 71)

Almuerzo: Chile relleno con pollo molido (página 102)

Cena: Filete de pescado con ensalada de pepinos y queso (página 135)

LISTA DE COMPRAS PARA LA SEMANA 2

Uno de mis pasatiempos favoritos es salir a comprar zapatos. Jamás pensé que hacer las compras en el supermercado se volvería otro favorito, pero cocinar se volvió algo terapéutico para mí; por fin estaba en control de lo que le metía a mi cuerpo. ¡Es tanto más fácil mantener una manera saludable de comer si compras tus ingredientes con anticipación!

Lácteos

crema

crema agria

huevos

mantequilla con ajo clarificada

mantequilla ecológica

mezcla mexicana de quesos

queso *cheddar* rallado

queso Cotija rallado

queso crema

queso fresco

queso Monterey Jack

queso *mozzarella* rallado

queso parmesano rallado

Productos agrícolas

aguacates

ajo

albahaca

arándanos congelados

arándanos frescos

arroz de coliflor

calabacín

cebollas blancas

cebollas moradas

cebolletas

cebollines

chiles Anaheim

chiles pasilla

chiles serranos

cilantro
coliflor
espinaca bebé
fideos de calabacín
hongos *cremini*
hongos Portobello
jalapeños
lechuga mantequilla
lechuga romana
limas

limones
nopales
pepinos persas (mini)
perejil
pimientos rojos
rábanos
rúcula
tallos de apio
tomates perita
tomatillos

Mariscos y carnes

bistec de falda
carne seca (cecina)
chorizos frescos de pollo
costillas de cerdo
filete de falda
filetes de tilapia
jamón

muslos de pollo deshuesados y sin piel
pavo molido (85% magro)
pechugas de pollo deshuesadas y sin piel
piernas de pollo
pollo molido
prosciutto (sin nitratos)
tocino

Otros

albahaca seca
almendras laminadas
caldo de pollo
canela en rama
chiles ancho
chiles guajillo
chocolate amargo (al menos 70%
  y sin azúcar)
condimento italiano
eritritol

harina de coco
perejil seco
piñones
proteína de chocolate sin carbohidratos
queso Moon
semillas de calabaza peladas
semillas de cáñamo
semillas de chía
tomates deshidratados en aceite
tortillas bajas en carbohidratos

ENTRENAMIENTO PARA CHINGONAS: SEMANA 2

Durante mi segunda semana de entrenamiento con Sarah, pensé, *Ay diosito, ¿qué estoy haciendo?* Era literalmente un dolor en mis nalgas; cada vez que me levantaba del sofá o el inodoro, la maldecía cariñosamente porque podía sentir músculos que ni siquiera sabía que tenía. ¡No sabes lo que es una verdadera lucha hasta que tratas de subirte los *jeans* después de entrenar las piernas y las nalgas!

Lista de canciones para entrenar y perrear

"La Hora Loca" —Jackie Cruz

"Con Altura" —Rosalía y J Balvin

"Get up 10" —Cardi B

"No Limit" —G-Eazy con Cardi B y A$AP Rocky

"ReBoTa" —Guaynaa

"Love Don't Cost a Thing" —Jennifer Lopez

"Megatron" —Nicki Minaj

"Ovarios" —Jenni Rivera

"Level Up" —Ciara

"Completamente" —Chiquis

Para más información sobre cómo realizar cada ejercicio correctamente, ve al capítulo 5: "Los 12 ejercicios esenciales para el cuerpazo de una chingona".

Entrenamiento 1

Puente de glúteos con banda elástica 15 repeticiones × 3 series

Flexiones de bíceps con mancuernas 12 repeticiones × 3 series

Plancha 30 segundos × 3 series

Sentadillas con mancuernas 12 repeticiones × 3 series

Entrenamiento 2

Flexiones modificadas 12 repeticiones × 3 series

Zancadas alternadas 10 repeticiones × 3 series

Abdominales 20 repeticiones × 3 series

Remo con mancuernas con un brazo 12 repeticiones × 3 series

Entrenamiento 3

Escaladores de montaña 25 segundos × 3 series

Empuje de hombros alternado 12 repeticiones × 3 series

Patadas de burro con banda elástica 15 repeticiones × 3 series

Patadas de tríceps 12 repeticiones × 3 series

Ten fe en la mujer en la que te estás convirtiendo.
¡El único momento en que debes mirar hacia atrás
es para ver lo bien que se te ven las nalgas!

Tómate un momento para apreciar lo lejos que has llegado

En la tercera semana, empezarás a notar algunos cambios en tu cuerpo y tu confianza. Y con eso te sentirás más cómoda: "Ah, mi ropa se siente más holgada, así que está todo bien si me quiero comer ese pedazo de pastel hoy". Y luego al día siguiente dices: "Pues, como mi ropa aun se siente holgada, quiere decir que perdí algo de peso, así que me merezco esas papas fritas. Además, después quemo todo con mi entrenamiento". ¿Te suena familiar? ¡No te dejes, reina! ¡No permitas que esto te pase a ti! Mantente enfocada en tus metas y termina el plan con fuerza.

Consejos de chingona

A veces cuesta más terminar algo que comenzarlo. ¡Mira hacia atrás y recuerda por qué empezaste este viaje!

La motivación es lo que te hace arrancar.
¡El hábito es lo que te mantiene en marcha!

MENÚ CHI-KETO: SEMANA 3*

En la tercera semana, tu necesidad de refrigerios seguramente sea mínima. Pero, si tienes hambre entre comidas, tenemos cubiertas tus necesidades saladas y dulces con las recetas de refrigerios de las páginas 151 a 163. Puedes comer uno o dos refrigerios por día (uno a media mañana y/o uno a la tarde) *si lo necesitas*, y sigue la porción recomendada de cada receta.

Día 15
Desayuno: Torta de chorizo (página 72)
Almuerzo: Quesadilla de pollo (página 103)
Cena: Camarones a la diabla con ensalada mexicana de col rizada (página 136)

Día 16
Desayuno: Panqueques Chi-keto (página 73)
Almuerzo: Ensalada *ranch* picante con hamburguesa de pollo y *mozzarella* (página 104)
Cena: *Meatsa* mexicana (página 138)

Día 17
Desayuno: Tostado de huevos y hongos Portobello (página 74)
Almuerzo: Barcos de calabacín rellenos (página 106)
Cena: Alitas de pollo con pimienta limón y aderezo *ranch* (página 139)

Día 18
Desayuno: Tacos de queso, pavo y huevos (página 75)
Almuerzo: Ensalada de atún y tocino (página 107)
Cena: Tiras de pollo con coco (página 140)

Día 19
Desayuno: *Waffles* crujientes con canela y almendras (página 76)
Almuerzo: Rollos de fajitas de carne (página 108)
Cena: Taquitos de pollo (página 141)

* ¿Estás con ganas de celebrar? Ve a la sección *Happy Hour* (página 145). Simplemente asegúrate de servirte la porción recomendada de cada receta y no tomes más de uno o dos tragos por semana.

Día 20

Desayuno: Batido de café y especia de calabaza (página 77)

Almuerzo: Bomba de tocino, guacamole y pollo (página 110)

Cena: Salmón asado con ensalada de rúcula (página 142)

Día 21

Desayuno: Batido verde cremoso de chocolate (página 78)

Almuerzo: Salteado de camarones (página 112)

Cena: Chili para el alma (página 143)

LISTA DE COMPRAS PARA LA SEMANA 3

A esta altura el supermercado es tu segundo hogar, y ya sabes lo que necesitas para llenar tu plato con comida Chi-keto, así que adapta tu lista de compras a tu gusto y abastécete de tus ingredientes favoritos e imprescindibles para comenzar la semana.

Consejos de chingona

Nunca vayas al supermercado con hambre. Terminarás en la sección de panadería cargando tu carrito con pasteles y pan dulce.

Lácteos

crema

crema agria

huevos

mantequilla clarificada

mantequilla clarificada de vainilla

mantequilla ecológica

mezcla mexicana de quesos

queso *cheddar* rallado

queso crema

queso *mozzarella* rallado (baja humedad)

queso parmesano rallado

Productos agrícolas

aguacates

ajo

apio

calabacín

cebollas amarillas

cebollas blancas

cebollas moradas

cebolletas

chalote

cilantro

cogollos de brócoli

col rizada bebé

eneldo

espinaca bebé

hojas verdes oscuras

hongos *baby* bella

hongos Portobello

limas

limones

jalapeños

lechuga *iceberg*

pepinos persas (mini)

perejil

pimientos amarillos

pimientos verdes

romero fresco

rúcula bebé

tomillo fresco

tomates perita

zanahorias

Mariscos y carnes

alitas de pollo

atún envasado en aceite de oliva

camarones grandes (pelados y desvenados)

carne molida (85% magra)

filetes de salmón

medallones de chorizo

pavo molido (85% magro)

pechuga de pavo cocinada

pechugas de pollo deshuesadas y sin piel

pollo molido

solomillo

tiras de pollo

tocino

Otros

aceite de sésamo tostado

aceitunas negras sin hueso

aminoácidos líquidos

cacao crudo en polvo sin azúcar

café instantáneo

caldo de carne

cebollines secos

crema de coco sin azúcar

cúrcuma

harina de almendras súper fina

harina de anacardo

puré de calabaza sin azúcar

semillas de sésamo

sriracha

salsa Worcestershire

té *chai* suelto

ENTRENAMIENTO PARA CHINGONAS: SEMANA 3

Cuando llegué a esta semana, recuerdo pensar, *¡Qué dolor tan rico!* No solo podía sentir la diferencia, comencé a verla. ¡La mente está fuerte, el cuerpo está fuerte, así terminamos fuertes!

Lista de canciones para entrenar y perrear

"Completamente" —Chiquis

"No Scrubs" —TLC

"What You Want" —Mase con Total

"Hypnotize" —The Notorious B.I.G.

"Mi gente" —J Balvin

"Mía" —Bad Bunny con Drake

"Wish Wish" —DJ Khaled con Cardi B y 21 Savage

"God's Plan" —Drake

"My Chick Bad" —Ludacris con Nicki Minaj

"Aprovechame" —Chiquis

Para más información sobre cómo realizar cada ejercicio correctamente, ve al capítulo 5: "Los 12 ejercicios esenciales para el cuerpazo de una chingona".

Entrenamiento 1

Puente de glúteos a empuje de pecho

   15 repeticiones × 3 series

Plancha 45 segundos × 3 series

Sentadillas a empuje de hombros

   12 repeticiones × 3 series

Flexiones de bíceps alternados

   15 repeticiones × 3 series

Entrenamiento 2

Remo con mancuernas haciendo la plancha 10 repeticiones ×

   3 series

Abdominales 25 repeticiones × 3 series

Zancadas estáticas a flexiones de bíceps
10 repeticiones × 3 series
Flexiones 8 repeticiones × 3 series

Entrenamiento 3
Escaladores de montaña 30 segundos × 3 series
Sentadillas a empuje de hombros 15 repeticiones × 3 series
Patadas de burro con banda elástica 15 repeticiones × 3 series
Patadas de tríceps con banda elástica 15 repeticiones × 3 series

¡Felicitaciones, chula!
Quizás te haya costado al principio,
pero no te diste por vencida.
¡Eres la verdadera definición de una chingona!
Ahora toma lo que has aprendido y sigue adelante.
Etiqueta tus publicaciones #ChiKETO,
¡así puedo ver tu progreso!

CUATRO

Recetas Chi-keto con sabor latino

Oigan, yo entiendo que a una chingona siempre le toca trabajar bien duro. Día a día tienes que hacer malabares para conciliar el trabajo, los amigos y la familia. Para ahorrarte tiempo y tareas extra, aquí tienes unos consejos que te ayudarán a acelerar el proceso en la cocina.

1. Ve al mercado y prepara tus comidas por adelantado para la semana.
2. Sigue las porciones sugeridas para cada receta para mantenerte encaminada, y si tienes hambre entre comidas, cómete un refrigerio.
3. Si una receta pide alguno de los siguientes ingredientes, puedes comprar la versión precocinada en el mercado:
   - Tortillas de coliflor
   - Masa de pizza de coliflor (debe tener menos de 10 gramos de carbohidratos)
   - Salsa (sin azúcar añadido)
   - Pico de gallo (sin azúcar añadido)
   - Fideos de calabacín empaquetados o congelados
   - Arroz de coliflor empaquetado o congelado
   - Pollo asado preparado

Consejos de chingona

Si algún día te desvías del camino, no te rindas. Los contratiempos te brindan una oportunidad de aprendizaje que te ayudará a regresar con más fuerza. Déjalo ir y encamínate de nuevo en la siguiente comida.

Desayuno

¡Buenos días, almas hermosas! Nada como un desayuno gratificante para llenarte de energía y encaminar bien tu día. A mí me gusta usar mis mañanas para establecer el tono del día y manifestar lo que deseo lograr, al estilo boss bee. Si me toca un día agitado, me gusta desayunar las Bombas de tocino y aguacate (página 70) porque no llevan mucho tiempo y son fáciles de comer en el auto. Cuando me sobran algunos minutos, disfruto de unos ricos Huevos rancheros (página 55) y saboreo cada delicioso bocado —es una comida reconfortante que me hace sentir en casa—. Recuerda: puedes seguir el plan semanal del capítulo 3 o puedes elegir el desayuno que mejor vaya con tu humor y tus horarios.

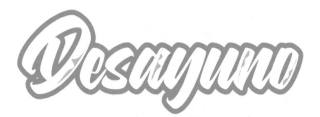

Consejos de chingona

Aún puedes tomar tu cafecito matutino con Chi-keto. Simplemente mantenlo negro, y agrega una cucharada de aceite MCT para mejorar tu salud. Si te gusta dulce, usa un edulcorante natural como la stevia o la fruta del monje. Y si lo tuyo es el café con leche, puedes agregar un toque de crema o leche de nuez o leche de coco, simplemente asegúrate de evitar la leche, ya que tiene más azúcar, lo cual significa más carbohidratos.

Huevos rancheros

Esta es una de mis recetas favoritas porque me recuerda a cuando tenía unos once o doce años, y estaba viviendo con mi mamá, quien estaba embarazada de Jenicka, y mi padrastro Juan en la calle Keene en Compton, California. Todos los sábados en esa época nos levantábamos para limpiar la casa. Hacia el final de nuestra sesión de limpieza, mi mamá se iba a la cocina a hacer sus huevos rancheros, el plato favorito de mi padrastro en ese entonces. Mientras yo terminaba de limpiar el baño, se escuchaba música de fondo y recuerdo como si fuera ayer el olor y el sonido de la tortilla haciéndose en la sartén, y lo emocionada que me tenía esa recompensa al final de las tareas de limpieza. Hasta entonces, había crecido con mi mamá soltera y loca haciendo todo en su haber para sobrevivir, pero durante este tiempo, se había vuelto una madre en toda regla, embarazada con mi hermana y dedicada a mi padrastro, y al sentarnos y devorar esos huevos juntos, era la primera vez que yo sentía que realmente éramos una familia.

RINDE 1 PORCIÓN
TIEMPO DE PREPARACIÓN: 10 minutos
TIEMPO DE COCCIÓN: 45 minutos

1 cucharada de mantequilla clarificada con ajo
2 huevos grandes
2 tortillas Chi-keto (página 55)
Salsa de tomate (página 57)
½ aguacate, cortado por la mitad, sin hueso, pelado y cortado en dados
2 cucharadas de queso Cotija rallado
Hojas de cilantro, para decorar

1. En una sartén pequeña, calentar la mantequilla clarificada sobre fuego medio. Romper los huevos en la sartén y cocinar hasta que las claras estén cocidas.

2. Poner las tortillas en un plato, seguidas por los huevos, 3 o 4 cucharadas de salsa de tomate, el aguacate y el queso. Decorar con hojas de cilantro.

Tortillas Chi-keto

Ten a mano esta receta de tortillas al estilo *keto*. Es tan rica que ¡hasta la puedes compartir con tu abuela! Así que, cuando una receta pida tortillas, usa esta.

RINDE 12 TORTILLAS
TIEMPO DE PREPARACIÓN: 10 minutos
TIEMPO DE COCCIÓN: 15 minutos

4 onzas de chicharrones (alrededor de 5 tazas)
⅛ cucharadita de bicarbonato de sodio
⅛ cucharadita de sal *kosher*
3 huevos grandes y fríos (¡asegúrate de que estén fríos!)
3 claras de huevos grandes
4 onzas de queso crema, ablandado
¾ taza más 2 cucharadas de agua fría
3 cucharadas de aceite de oliva
Spray para cocinar

1. En un procesador de alimentos, procesar finamente el chicharrón con el bicarbonato de sodio y la sal. Agregar los huevos, las claras de huevo, el queso crema, el agua y el aceite y procesar hasta que estén bien combinados.
2. Transferir a un tazón y dejar reposar hasta obtener la consistencia de la miel, aproximadamente 5 minutos.
3. Rociar una sartén antiadherente mediana con *spray* para cocinar y calentar a fuego medio hasta que esté caliente.
4. Verter ¼ de taza de la masa en la sartén y usar una cuchara o una espátula de repostería para extenderla en un círculo de 6 pulgadas (debe ser delgada). Si la masa se espesa demasiado, agregar una cucharada de agua (una por una) para obtener la consistencia adecuada. Cocinar hasta que esté dorada, aproximadamente 30 segundos, luego voltear la tortilla y cocinar hasta que la parte inferior esté dorada, aproximadamente 30 segundos más. Repetir con la masa restante, apilando las tortillas en un plato cuando estén listas. ¡Presta mucha atención ya que se cocinan rápido!

Salsa de tomate

RINDE 1 TAZA
TIEMPO DE PREPARACIÓN: 10 minutos
TIEMPO DE COCCIÓN: 30 minutos

3 tomates perita
½ cebolla blanca mediana, picada gruesa
½ jalapeño, o más al gusto (sin semillas si
   deseas menos picante)
1 diente de ajo
Sal *kosher* al gusto

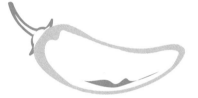

1. Precalentar el horno a 400°F.
2. En una bandeja de horno con borde pequeño, asar los tomates hasta que se ablanden, unos 20 minutos. Cuando estén lo suficientemente fríos como para agarrarlos, usar los dedos para pelarlos y descartar la piel.
3. En una licuadora hacer puré de los tomates, la cebolla, el jalapeño y el ajo hasta obtener una consistencia suave. Sazonar con sal.
4. Transferir a una cacerola mediana y cocinar a fuego medio-bajo, revolviendo con frecuencia hasta que la salsa ya no sepa a cebolla cruda, aproximadamente 10 minutos.

Huevos con chorizo

El chorizo es imprescindible en cualquier hogar latino —cuanto más picante, más me gusta—. Esta es una gran combinación sabrosa de grasas buenas, proteínas y vegetales bajos en carbohidratos que te mantendrá satisfecha y próspera a lo largo de la mañana.

RINDE 2 PORCIONES
TIEMPO DE PREPARACIÓN: 5 minutos
TIEMPO DE COCCIÓN: 7 minutos

1 cucharada de mantequilla clarificada

3 ½ onzas (1 chorizo) de chorizo mexicano fresco, dulce o picante, sin piel

2 huevos grandes

¼ taza de crema

½ taza de queso *cheddar* rallado

1 tomate pequeño, cortado en dados

½ cebolla amarilla pequeña, cortada en dados

½ aguacate, sin hueso, pelado y cortado en dados

1 a 2 cucharadas de crema agria

2 cucharadas de cilantro picado

1. En una sartén pequeña, calentar la mantequilla clarificada a fuego medio. Agregar el chorizo, desmoronándolo con un tenedor, y cocinar, revolviendo ocasionalmente hasta que esté bien cocido, aproximadamente 3 minutos. Reducir el fuego a medio-bajo. Dividir la mitad del chorizo entre dos tazones y reservar la otra mitad aparte.

2. En un tazón pequeño, batir los huevos con la crema, agregarlos a la sartén y cocinar, revolviendo constantemente hasta que los huevos estén cocidos pero aún blandos, aproximadamente 3 minutos.

3. Dividir los huevos entre los dos tazones donde se colocó el chorizo y agregar el queso, el chorizo reservado, el tomate, la cebolla, el aguacate, la crema agria, el cilantro y servir.

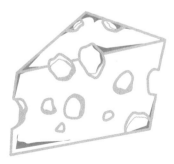

Aguacate relleno de tocino y queso

La vida es más bella con aguacates. Me encanta cuán sabrosa y suave sabe esta receta y cómo me ayuda a saciar mi hambre. Como si eso fuera poco, el aguacate no solo está repleto de la grasa buena que necesitamos para alimentar nuestro cuerpo, también es rico en vitaminas y minerales, y hasta contiene el doble de potasio que la banana, la cual está cargada de azúcar.

RINDE 2 PORCIONES
TIEMPO DE PREPARACIÓN: 5 minutos
TIEMPO DE COCCIÓN: 20 minutos

1 aguacate grande, cortado por la mitad, sin hueso, sin pelar

2 huevos pequeños

Sal *kosher* y pimienta negra recién molida al gusto

2 rebanadas de tocino, cortadas

2 cucharadas de queso *mozzarella* rallado

2 cucharaditas de cebollines frescos cortados en rodajas, para decorar

1. Precalentar el horno a 425°F.
2. Colocar las mitades de aguacate con los lados cortados hacia arriba, en dos esquinas de una fuente de horno pequeña (esto evita que se vuelquen).
3. Romper un huevo dentro de cada mitad de aguacate y sazonar con sal y pimienta.
4. Agregar el tocino y el queso *mozzarella* y hornear hasta que los huevos estén listos y el tocino esté crujiente, de 15 a 20 minutos. Decorar con los cebollines y servir.

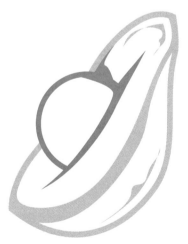

Chi-Muffins

Siempre estoy en movimiento, y hay mañanas en las que solo me alcanza el tiempo para saltar de la cama, ponerme glamorosa y salir de prisa para llegar a mi primera reunión del día. Esas son las mañanas en las que estos chi-*muffins* me resultan súper útiles. Los puedo hacer la noche anterior y luego meterlos en el microondas la mañana siguiente y comerlos en el auto antes de aplicar mi lápiz labial para terminar mi *look* del día. Si tienes una semana de locos, guarda los *muffins* restantes en el refrigerador y disfrútalos el resto de la semana como un desayuno rápido y fácil.

RINDE 12 *MUFFINS* (2 o 3 por porción)
TIEMPO DE PREPARACIÓN: 10 minutos
TIEMPO DE COCCIÓN: 25 minutos

Spray para cocinar de aceite de oliva
5 huevos grandes
5 claras de huevo grandes
¼ taza de leche de almendras sin azúcar
4 cucharadas de salsa suave a medianamente picante o pico de gallo
½ taza de jamón cortado (alrededor de 2 onzas)
1 cucharadita de cilantro seco
½ cucharadita de hojuelas de pimienta roja
¼ taza de queso *cheddar* rallado
1 cucharadita de sal *kosher*
1 aguacate, cortado por la mitad, sin hueso, pelado y cortado en dados

1. Precalentar el horno a 375°F. Rociar una bandeja de *muffins* de 12 tazas con *spray* para cocinar.

2. En un tazón grande, mezclar los huevos, las claras de huevo, la leche de almendras, la salsa, el jamón, el cilantro seco, las hojuelas de pimienta roja, el queso y la sal.

3. Agregar ¼ de taza de la mezcla en cada hoyo de *muffin*.

4. Hornear hasta que un palillo insertado en el centro de un *muffin* salga limpio, unos 25 minutos. Enfriar durante 5 minutos en la bandeja, luego quitar los *muffins* de la bandeja y servir coronados con el aguacate.

Fajita frittata

No hay nada como una simple *frittata* condimentada con sabores latinos. Agrégale a la mezcla un poco de salsa picante Valentina para una patadita extra ¡y estarás lista para enfrentar el día! Solo asegúrate de que tu salsa picante no tenga nada de azúcar adicional.

RINDE 4 PORCIONES
TIEMPO DE PREPARACIÓN: 10 minutos
TIEMPO DE COCCIÓN: 30 minutos

6 rebanadas de tocino, cortadas en trozos de 1 pulgada de largo (alrededor de 5½ onzas)

6 onzas de espinaca fresca, cortada

¾ taza de queso feta o Cotija desmenuzado

¼ taza de pimientos verdes cortados

7 huevos grandes

¼ taza de crema

½ cucharadita de sal *kosher*

½ cucharadita de pimienta negra recién molida

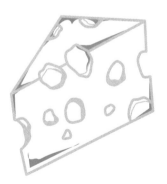

1. Precalentar el horno a 350°F.
2. En una sartén antiadherente refractaria grande, cocinar el tocino a fuego medio hasta que se le haya derretido la grasa y esté bien cocido, aproximadamente 4 minutos. Retirar el tocino y poner en un tazón junto con 1 cucharada de la grasa del tocino. Dejar la grasa restante en la sartén.
3. Agregar la espinaca a la sartén y cocinar hasta que se marchite, aproximadamente 2 minutos. Escurrir bien y exprimir hasta que esté seca.
4. Regresar la espinaca a la sartén, extendiéndola, y luego esparcir por encima el tocino, el queso y los pimientos.
5. En un tazón grande, mezclar los huevos, la crema, la sal y la pimienta negra. Verter la mezcla de huevos en la sartén y hornear hasta que la *frittata* esté firme y esponjosa, unos 20 minutos.

Horchata Chi-keto

Mi abuela hace la mejor horchata del mundo. El sabor en este batido me lleva directo a la cocina de mi abuelita y a todo el tiempo que compartí con ella cuando yo era una niña. Siempre había frijoles a la olla sobre la estufa y su casa olía a Pine-Sol. Me encantaba pedirle que me hiciera un agua de horchata porque era un súper mimo, y ella siempre decía que sí. Verla en acción me resultaba fascinante; me intrigaba que esta bebida fuera hecha de arroz. Y era tan rica. Por eso, cuando tomo esta versión *keto*, siempre me siento como esa niñita y me pone feliz.

RINDE 1 PORCIÓN

TIEMPO DE PREPARACIÓN: 5 minutos

En una licuadora, batir todos los ingredientes hasta que estén espesos y suaves.

½ taza de agua

½ taza de leche de coco sin azúcar

½ taza de almendras blanqueadas

¼ taza de proteína de clara de huevo en polvo

1 cucharada de mantequilla de coco extravirgen

1 cucharada de semillas de chía molidas

1 cucharadita de canela molida

1 cucharadita de extracto puro de vainilla

1 taza de cubos de hielo

Chilaquiles con chicharrón y crema de aguacate

Cuando tenía alrededor de ocho años, iba a visitar a mi papá los fines de semana y él me hacía los mejores chilaquiles, ricos y crujientes. Me encanta que esta receta mantiene ese toque crujiente y perfectamente recrea esos sabores que me hacen sentir como en casa.

RINDE 2 PORCIONES
TIEMPO DE PREPARACIÓN: 10 minutos
TIEMPO DE COCCIÓN: 20 minutos

2 cucharadas de aceite de aguacate

4 onzas de chicharrones

⅓ taza de cebolla morada finamente picada

¼ taza de salsa para enchiladas

1 lata (4 onzas) de chiles verdes picados

2 cucharadas de cilantro fresco picado

⅔ taza de agua

½ cucharadita de sal *kosher*

¼ cucharadita de pimienta negra recién molida

4 huevos grandes, ligeramente batidos

Crema de aguacate (página 64)

1 cucharada de queso Cotija rallado

2 rábanos, cortados en rodajas finas

1. En una sartén grande, calentar el aceite a fuego medio. Agregar los chicharrones y cocinar, revolviendo frecuentemente hasta que estén crujientes, aproximadamente 4 minutos. Retirar los chicharrones con una espumadera, colocar en un tazón y dejar a un lado.

2. Agregar la cebolla a la sartén y cocinar, revolviendo ocasionalmente hasta que esté tierna y crujiente, aproximadamente 3 minutos. Agregar la salsa para enchiladas, los chiles verdes, el cilantro y el agua y cocinar a fuego lento, revolviendo ocasionalmente hasta que la salsa se haya espesado lo suficiente como para recubrir el dorso de una cuchara, aproximadamente 7 minutos. Agregar la sal y la pimienta y revolver.

3. Revolver mientras se agregan los huevos en la sartén junto con el chicharrón y cocinar, revolviendo ocasionalmente hasta que los huevos estén listos, de 2 a 3 minutos.

4. Verter la crema de aguacate sobre los chilaquiles y coronar con el queso y los rábanos.

Crema de aguacate

RINDE 1 TAZA

1 aguacate grande, cortado por la mitad,
   sin hueso, pelado y cortado en trozos
2 cucharadas de crema mexicana
1 cucharada de jugo de lima fresco
2 a 3 cucharadas de agua
½ cucharadita de sal *kosher*

En una licuadora, hacer puré todos los ingredientes hasta que estén suaves.

Panqueques con chocolate y arándanos

Esta es otra receta que me recuerda a los fines de semana que pasaba con mi papá cuando yo era una niña. Si no nos hacía chilaquiles, entonces mezclaba un poco de masa para panqueques y los hacía en forma de Mickey Mouse, lo cual nos ponía súper felices. Los panqueques nunca fallan y estos aquí se sienten como un postre para el desayuno. ¡Pásame un poquito más de ese jarabe de arce *keto*, por favor!

RINDE 12 PANQUEQUES
 (2 por porción)
TIEMPO DE PREPARACIÓN: 10 minutos
TIEMPO DE COCCIÓN: 15 minutos

4 onzas de queso crema, a temperatura ambiente

2 cucharadas de mantequilla ecológica, a temperatura ambiente

4 huevos grandes

1 cucharón de proteína de chocolate sin carbohidratos, alrededor de ½ taza

½ cucharadita de extracto de vainilla

½ cucharadita de canela molida

Spray para cocinar

3 tazas de arándanos frescos, para coronar

6 cucharaditas de jarabe de arce sin azúcar, para rociar

1. En un procesador de alimentos con la paleta o el batidor, combinar el queso crema, la mantequilla y los huevos y procesar hasta que la mezcla quede suave. Agregar la proteína en polvo, la vainilla y la canela y pulsar para combinar.

2. Rociar una sartén antiadherente pequeña con *spray* para cocinar y calentar a fuego medio. Verter 3 cucharadas de la masa en la sartén y girar la sartén para que la masa se extienda a los lados y se forme un panqueque delgado, de 5 a 6 pulgadas de diámetro. Cocinar durante unos 30 segundos por cada lado o hasta que esté dorado.

3. Coronar cada porción con ½ taza de arándanos y una cucharadita de jarabe de arce sin azúcar.

Barra de cheesecake y arándanos

Cuando estoy con el síndrome premenstrual a todo dar y mis antojos me tienen loca, este es uno de mis desayunos favoritos. Me sacia las ganas de algo dulce y es fácil de hacer. Encima, puedes refrigerar o congelar las sobras y usarlas la próxima vez que mueras por algo dulce. Aun mejor: los arándanos son bajos en azúcar y altos en vitamina C y antioxidantes que te mantendrán sana y deslumbrante a lo largo del día.

RINDE 9 CUADRADOS (2 por porción)
TIEMPO DE PREPARACIÓN: 10 minutos
TIEMPO DE COCCIÓN: 25 minutos

Spray para cocinar
¾ taza de aceite de coco orgánico, derretido
4 onzas de queso crema, a temperatura ambiente, cortado en dados
4 cucharadas de eritritol
½ cucharadita de polvo para hornear
Una pizca de sal *kosher*
6 huevos medianos
2 cucharaditas de extracto de vainilla
¼ taza de arándanos congelados

1. Precalentar el horno a 325°F. Rociar una bandeja para horno de 8 × 8 pulgadas con *spray* para cocinar.

2. En el tazón de una batidora eléctrica, batir el aceite, el queso crema, el eritritol, el polvo para hornear y la sal hasta que estén bien combinados y suaves. Agregar los huevos y la vainilla y seguir batiendo hasta que estén bien combinados.

3. Verter la mezcla en la bandeja para horno preparada y esparcir los arándanos por encima, sin mezclar.

4. Hornear hasta que un palillo insertado en el centro salga limpio, de 20 a 25 minutos. Enfriar completamente en la fuente antes de cortar en 9 cuadrados. Servir de la fuente. Se pueden comer 1 o 2 cuadrados por porción. Refrigerar o congelar las sobras en un recipiente hermético.

Machaca con huevos

Cuando era niña siempre me dijeron que la mejor carne viene de Sonora, México. Puedo dar fe de esto: la mejor machaca que alguna vez he probado es la que comía en el pueblo de mi bisabuela Nana Lola en Hermosillo, Sonora. Cuando empacábamos el auto y bajábamos a visitarla, siempre nos recibía con machaca con huevos acompañados de tortillas de harina para el desayuno. Esta receta me recuerda a esos viajes, compartiendo un tiempo con mi Nana Lola y mis tíos y saliendo a toda prisa al patio trasero después del desayuno con los cojines de gomaespuma del sofá en mano, listos para escalar la montaña y luego deslizarnos. Con el pasar de los años, esos viajes se volvieron menos frecuentes, pero mi abuelita siempre se aseguraba de traer una bolsa de machaca cuando visitaba por su cuenta, y la comíamos todos los días hasta que no quedara más. ¡Se me hace agua la boca de solo pensarlo!

RINDE 1 PORCIÓN
TIEMPO DE PREPARACIÓN: 10 minutos
TIEMPO DE COCCIÓN: 20 minutos

1 cucharadas de aceite de aguacate

½ taza de cebolla amarilla finamente picada

1 taza de machaca desmenuzada (alrededor de 3 onzas)

1 tomate mediano, picado en trozos

2 chiles serranos, finamente picados (sin semillas si deseas menos picante)

2 huevos grandes, ligeramente batidos

2 cucharadas de queso *cheddar* rallado

1. En una sartén grande, calentar el aceite a fuego medio y cocinar la cebolla hasta que esté tierna y crujiente, aproximadamente 4 minutos. Agregar la carne y cocinar, revolviendo con frecuencia, hasta que la carne comience a ablandarse, aproximadamente 4 minutos.

2. Bajar el fuego, agregar el tomate y los chiles y cocinar hasta que la mezcla se espese un poco, aproximadamente 4 minutos.

3. Agregar los huevos y el queso y cocinar, revolviendo frecuentemente, hasta que los huevos estén listos pero aún suaves, de 4 a 5 minutos.

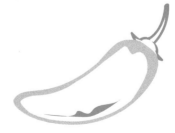

Panqueques de coco

Este desayuno me encanta. Si necesitas un toque más dulce, corónalos con un puñado de fresas y crema batida y repite conmigo: ¡El coco me vuelve loca!

**RINDE OCHO PANQUEQUES DE 3
A 4 PULGADAS (2 por porción)**
TIEMPO DE PREPARACIÓN: 10 minutos
TIEMPO DE COCCIÓN: 10 minutos

3 huevos grandes, separados

1 pizca de sal *kosher*

6 cucharadas de leche de coco sin azúcar

3 cucharadas de aceite de coco derretido, y más si lo necesitas

¼ taza de harina de coco

½ cucharadita de polvo para hornear

4 cucharaditas de Jarabe de arce sin azúcar

4 cucharadas de coco rallado sin azúcar

1. En el tazón de una batidora eléctrica con el accesorio para batir, batir las claras de huevo y la sal hasta lograr picos suaves; dejar a un lado.

2. Batir la leche de coco y 1 cucharada de aceite de coco en el tazón con las yemas. Agregar y batir la harina de coco y el polvo para hornear hasta que estén bien combinados y suaves.

3. Con una espátula de goma, incorporar suavemente las claras de huevo dentro de la mezcla de yemas. Dejar reposar a temperatura ambiente hasta que espese, de 2 a 3 minutos.

4. En una sartén antiadherente grande, calentar las 2 cucharadas de aceite de coco restantes a fuego medio-bajo. Verter 3 a 4 cucharadas de la masa en la sartén y cocinar, trabajando en tandas, hasta que la parte inferior esté dorada, aproximadamente 2 minutos. Voltear los panqueques y cocinar de 1 a 2 minutos más o hasta que las partes inferiores estén doradas. Agregar más aceite si es necesario para terminar de cocinar todos los panqueques.

5. Coronar cada porción con 1 cucharadita de jarabe de arce sin azúcar y 1 cucharada de coco rallado sin azúcar.

Pimiento relleno de omelet de jamón y queso

Esta receta es básicamente la hermana del chile relleno. Con ese sabor sutilmente dulce, el pimiento es una gran verdura baja en carbohidratos y la pareja perfecta para esta mezcla sabrosa de jamón, queso y huevos. Es una manera súper satisfactoria de empezar tu día, en especial después de uno de los entrenamientos de Sarah. Además, sabe delicioso y te ayuda a comer todos tus macros en una sola comida.

RINDE 1 PORCIÓN

TIEMPO DE PREPARACIÓN: 10 minutos

TIEMPO DE COCCIÓN: 45 minutos

1 pimiento grande (rojo, verde o amarillo)

2 huevos pequeños

3 cucharadas de crema

¼ cucharadita de sal *kosher*

¼ cucharadita de pimienta negra recién molida

3 rodajas de jamón, picadas en trozos

½ taza de queso *mozzarella* rallado

2 cucharadas de cebollines finamente picados, y más para decorar

1. Precalentar el horno a 425°F.
2. Cortar la parte superior del pimiento y reservar. Quitar las semillas del pimiento y desechar. Cortar una rodaja muy fina de la base del pimiento para que quede parado en la fuente, colocarla en una fuente de horno pequeña, volver a ponerle la parte superior y hornear 6 minutos para que se ablande un poco.
3. Entretanto, en un tazón pequeño, batir los huevos, la crema, la sal y la pimienta negra. Agregar el jamón, el queso y los cebollines.
4. Colocar el pimiento en posición vertical, verter la mezcla de huevo adentro del pimiento y colocar la parte superior encima. Hornear hasta que los huevos estén listos, unos 35 minutos. Decorar con los cebollines.

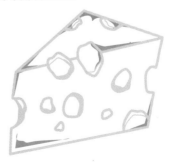

Bomba de tocino y aguacate

Si has estado investigando la dieta *keto*, probablemente hayas visto la frase *bomba de grasa*. Por lo general, esto es un alimento del tamaño de un bocado que contiene entre 75 y 85% de grasa. La mayoría de las bombas de grasa se hacen con mantequilla ecológica, mantequilla clarificada, aceite de coco o queso crema y tienden a ser dulces. Así que aquí te brindo una versión salada. Te dará un gran impulso de energía, perfecto si tienes un día largo por delante. Ponla sobre una rodaja de pan *keto* tostado y corónala con una cucharada de salsa y tendrás tu propia versión *keto* de tostada con aguacate.

RINDE 2 PORCIONES
TIEMPO DE PREPARACIÓN: 5 minutos
TIEMPO DE COCCIÓN: 8 minutos

1 aguacate, cortado por la mitad, sin hueso y pelado
¼ taza de queso *cheddar* rallado
4 rebanadas de tocino

1. Calentar el asador a temperatura baja y colocar la rejilla a 8 pulgadas del calor.
2. Rellenar una mitad del aguacate con queso, luego cubrir con la otra mitad. Envolver el tocino alrededor del aguacate y colocar en una asadera.
3. Asar hasta que el tocino esté crujiente, aproximadamente 4 minutos. Con unas pinzas, voltear cuidadosamente el aguacate y cocinar hasta que el tocino esté crujiente por todos lados, aproximadamente 4 minutos más. Para servir, cortar los aguacates longitudinalmente por la mitad.

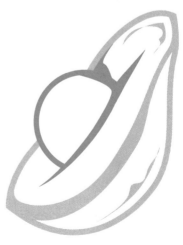

Pudín de arándanos y chía

Este pudín es súper fácil de preparar la noche anterior, haciéndolo otro desayuno ideal para cuando estás apurada. Es genial si tienes ganas de empezar el día con algo dulce porque encima te nutre con una explosión de ingredientes saludables, como los arándanos, las almendras y las semillas de chía, que son súper ricas en fibra, te ayudarán a sentirte llena durante más tiempo ¡y te mantendrán la plomería andando!

RINDE 1 PORCIÓN
TIEMPO DE PREPARACIÓN: 5 minutos
TIEMPO EN REPOSO: de 4 horas a toda la noche

1 taza de leche de coco sin azúcar
½ taza de arándanos descongelados o frescos
2 cucharadas de semillas de chía molidas
1 puñado de almendras laminadas
1 cucharadita de coco rallado sin azúcar
1 cucharadita de chocolate amargo rallado sin azúcar

1. En un procesador de alimentos o licuadora, hacer puré la leche de coco, los arándanos y las semillas de chía hasta que quede una mezcla suave. Transferir a un tazón y refrigerar hasta que espese, al menos 4 horas, pero si lo dejas durante la noche, será más espeso.

2. Sacar del refrigerador y coronar con las almendras, el coco y el chocolate amargo.

Torta de chorizo

Esta torta es una delicia para los amantes de la carne. Me encanta comerla justo después de un entrenamiento de alta intensidad porque me ayuda a saciar el hambre que me ataca después de dejarlo todo en el piso de entrenamiento. También es perfecta para esos días en los que necesitas un poquito más de comida en tu sistema, algo que te mantenga llena por más tiempo, en especial si tienes una reunión tras otra y no estás segura de cuándo vas a poder almorzar. Le doy un toque extra con mi querida salsa Valentina y eso me deja lista para lo que me traiga el día. Si quieres llevarlo a otro nivel, agrégale una cucharada de salsa y otra de crema agria ¡y a gozar!

RINDE 1 PORCIÓN
TIEMPO DE PREPARACIÓN: 5 minutos
TIEMPO DE COCCIÓN: 10 minutos

2 cucharaditas de aceite de oliva

2 medallones de chorizo (de 2 onzas cada uno)

1 huevo grande

1 cucharada de queso crema, a temperatura ambiente

1 cucharada de queso *sharp cheddar* rallado

¼ cucharadita de sal *kosher*

¼ a ½ cucharadita de salsa picante Tapatío

1 cucharadita de mantequilla ecológica

¼ aguacate mediano, pelado y cortado en rodajas

1. En una sartén pequeña, calentar el aceite a fuego medio y cocinar los medallones de chorizo hasta que estén bien cocidos, aproximadamente 2 minutos por lado. Transferir a un plato para servir. Dejar la sartén a un lado para luego cocinar la mezcla de huevos.

2. En un tazón pequeño, batir ligeramente el huevo y agregar el queso crema, el queso *cheddar*, la sal y la salsa Tapatío.

3. En la misma sartén pequeña, derretir la mantequilla a fuego lento, agregar la mezcla de huevo y cocinar, revolviendo constantemente, hasta que el huevo esté listo pero aún suave, unos 4 minutos.

4. Cubrir un medallón de chorizo con el huevo y el aguacate y colocar el segundo medallón por encima.

Panqueques Chi-keto

Si eres una chica sin vueltas, que aprecia lo simple de la vida, entonces estos panqueques son para ti. Nada extra, solo una exquisitez para saciar ese antojo de panqueques y seguir adelante con tu día sin sentirte privada de nada.

RINDE 4 PANQUEQUES
  (2 por porción)
TIEMPO DE PREPARACIÓN: 5 minutos
TIEMPO DE COCCIÓN: 3 minutos

2 huevos grandes

2 onzas de queso crema, ablandado

¼ cucharadita de canela molida

½ cucharadita de eritritol

½ cucharadita de extracto de vainilla

1 cucharadita de mantequilla ecológica, y más si es necesario

Jarabe de arce sin azúcar, para servir

Crema batida, para servir

1. En un procesador de alimentos o licuadora, combinar los huevos, el queso crema, la canela, el eritritol y la vainilla y procesar hasta que rinda una mezcla suave, aproximadamente 30 segundos. Poner a un lado y dejar reposar la masa durante unos minutos.

2. En una sartén antiadherente pequeña, calentar la mantequilla a fuego medio-bajo hasta que se derrita. Verter 2 cucharaditas de la masa en la sartén y girar la sartén para que la masa cubra el fondo. Cocinar hasta que aparezcan burbujas en la superficie del panqueque y la parte inferior esté ligeramente dorada, aproximadamente 20 segundos. Voltear cuidadosamente el panqueque y cocinar unos 5 segundos más hasta que esté listo. Transferir a un plato y continuar con la masa restante, agregando más mantequilla si es necesario.

3. Servir los panqueques con jarabe de arce sin azúcar o crema batida (opcional).

Tostado de huevos y hongos Portobello

¡Amo a los hongos! Y esta receta en particular me hace sentir que estoy comiendo pizza de desayuno. El Portobello jugoso es un excelente sustituto para carne (¡para todos los amantes de los vegetales!), es bajo en calorías y te brinda un toque maravilloso de selenio y cobre. También es una gran fuente de potasio, lo cual es especialmente importante ya que ahora las bananas no son parte de tu dieta diaria.

RINDE 2 PORCIONES
TIEMPO DE PREPARACIÓN: 7 minutos
TIEMPO DE COCCIÓN: 20 minutos

2 hongos Portobello grandes,
   (4½ pulgadas de diámetro), sin tallos
Spray para cocinar
1 cucharadita de sal *kosher*
½ cucharadita de pimienta negra recién
   molida
½ cucharadita de ajo en polvo
2 huevos medianos
¼ taza de queso parmesano rallado
2 cucharadas de perejil picado, para
   decorar

1. Precalentar el horno a 400°F.
2. Con una cuchara, raspar las branquias de los hongos y desecharlas. Rociar las tapas de hongo por ambos lados con *spray* para cocinar y sazonar cada una con la sal, la pimienta y el ajo en polvo. Colocarlas con el lado sin tallo hacia arriba en una bandeja para horno y hornear hasta que estén tiernas, aproximadamente 4 minutos. Retirar los hongos y colocarlos en un plato con el lado sin tallo hacia abajo para drenar.
3. Rociar dos moldes individuales de 6 onzas con *spray* para cocinar y empujar los hongos con el lado sin tallo hacia arriba dentro de los moldes. Romper un huevo sobre cada hongo y cubrir con el queso parmesano. Colocar los moldes en una bandeja para horno y cocinar hasta que los huevos estén listos, unos 10 minutos. Decorar con el perejil y servir.

Tacos de queso, pavo y huevos

¡Soy una fiera de los tacos! Puedo comer tacos día y noche. Saber que puedo disfrutar de este taco crujiente y repleto de queso combinado con mis sabores favoritos mientras sigo mi vida *keto* me hace sonreír. Amo esta receta tanto que a veces también me la hago para cenar, en especial si estoy con ganas de comer este tipo de delicia crujiente.

RINDE 3 PORCIONES
TIEMPO DE PREPARACIÓN: 10 minutos
TIEMPO DE COCCIÓN: 15 minutos

1 taza de queso *mozzarella* rallado (de baja humedad)

1 cucharada de mantequilla ecológica

3 huevos grandes, ligeramente batidos

2 rodajas (alrededor de 3 onzas) de pechuga de pavo cocinada, cortada en dados

¼ taza de queso *cheddar* rallado

¼ cucharadita de sal *kosher*

¼ cucharadita de pimienta negra recién molida

½ aguacate pequeño, sin hueso, pelado y cortado en dados

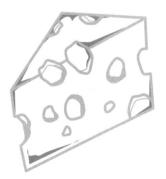

1. Precalentar el horno a 350°F. Cubrir una bandeja para horno con papel para hornear.

2. Colocar tres montones de ⅓ de taza de *mozzarella* en la bandeja preparada, separándolos por varias pulgadas de distancia y aplanándolos ligeramente. Hornear hasta que el queso se derrita y los bordes se doren un poco, de 8 a 10 minutos. Retirar del horno y dejar reposar de 2 a 3 minutos hasta que estén firmes pero aún flexibles.

3. Colocar una cuchara de madera larga con un mango redondo sobre un tazón grande. Colgar los discos de *mozzarella* ligeramente enfriados sobre la cuchara de madera hasta que estén firmes para formar los tacos.

4. En una sartén antiadherente grande, calentar la mantequilla a fuego medio-bajo. Agregar los huevos, el pavo, el queso, la sal y la pimienta y cocinar, revolviendo con frecuencia, hasta que los huevos estén listos pero aún suaves, aproximadamente 4 minutos.

5. Con una cuchara, poner un tercio de la mezcla de huevos revueltos en cada taco y coronar con el aguacate.

Waffles crujientes con canela y almendras

Cuando tengo ansias de las clásicas tostadas francesas o los *waffles* que ordenan mis amigas cuando salimos los domingos a un *brunch*, elijo estas delicias. Son tan ricos que realmente te ayudan a sentir que no te estás perdiendo nada. Además, saben a Navidad en tu boca.

RINDE 2 PORCIONES
TIEMPO DE PREPARACIÓN: 5 minutos
TIEMPO DE COCCIÓN: 5 minutos

½ taza de harina de almendra superfina
½ cucharadita de eritritol
¼ cucharadita de sal *kosher*
¼ cucharadita de bicarbonato de sodio
¼ cucharadita de polvo para hornear
¼ cucharadita de canela molida
⅛ cucharadita de nuez moscada rallada
⅛ cucharadita de clavos de olor molidos
2 huevos grandes, separados
1 cucharadita de extracto de vainilla
2 cucharadas de mantequilla clarificada de vainilla derretida
Jarabe de arce sin azúcar, para servir
Canela molida, para servir

1. En un tazón mediano, mezclar la harina de almendras, el eritritol, la sal, el bicarbonato de sodio, el polvo para hornear, la canela, la nuez moscada y el clavo de olor.

2. En el tazón de una batidora eléctrica con el accesorio para batir, batir las claras de huevo hasta obtener picos suaves y reservar.

3. En un recipiente aparte, combinar las yemas, la vainilla y la mantequilla clarificada, agregar a la mezcla de harina de almendras y revolver.

4. Con una espátula de goma, incorporar suavemente las claras a la mezcla de harina de almendras.

5. Cocinar la mezcla en una *waflera* siguiendo las instrucciones del fabricante. Rociar los *waffles* con jarabe de arce sin azúcar y una pizca de canela.

Batido de café y especia de calabaza

¿Renunciar a la especia de calabaza en el otoño? ¿Por qué? En vez de mirar con nostalgia a todos los que alrededor tuyo tienen lo que sea con esta especia de calabaza, prepara este batido y únete a los amantes de la calabaza. Pronto tus amigos te estarán pidiendo la receta para disfrutar de esta cremosa taza de perfección.

RINDE 2 PORCIONES
TIEMPO DE PREPARACIÓN: 5 minutos

½ taza de leche de coco sin azúcar

½ taza de crema de coco sin azúcar

1 cucharada de puré de calabaza sin azúcar

1 cucharada de semillas de cáñamo

1½ cucharaditas de especia de pastel de calabaza

1 cucharadita de té *chai* suelto

1 cucharadita de extracto de vainilla

1 cucharadita (o más al gusto) de café instantáneo

½ taza de agua fría

½ aguacate, sin hueso, pelado y cortado en trozos

Cubos de hielo (opcional)

En una licuadora, licuar todos los ingredientes, excepto el aguacate, hasta que quede una mezcla suave. Agregar el aguacate y los cubitos de hielo, si lo deseas, y licuar hasta que quede suave. Dividir entre dos vasos.

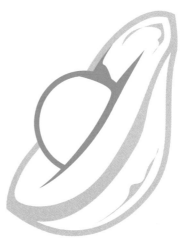

Batido verde cremoso de chocolate

Las semillas de cáñamo y el aguacate le dan a este batido una textura cremosa para morirse, mientras que las hojas verdes oscuras te brindan las verduras necesarias para alimentar tu cuerpo con excelentes nutrientes. Para colmo, el sabor del cacao en polvo me hace sentir como una niña en una heladería sorbiendo un batido de chocolate. Este es otro gran desayuno si te está por venir o necesitas saciar tu antojo dulce.

RINDE 2 PORCIONES
TIEMPO DE PREPARACIÓN: 5 minutos

1¼ tazas de agua filtrada

½ aguacate, sin hueso, pelado y cortado en trozos

½ pepino, pelado, sin semillas y cortado en rodajas

1 taza de hojas verdes oscuras

2 cucharadas de hojas de perejil

2 cucharadas de semillas de cáñamo

1 cucharada de mantequilla de coco crudo

2½ cucharadas de jugo de limón

1 cucharadita de cacao crudo en polvo

¼ cucharadita de cúrcuma molida

2 hojas de diente de león (opcional)

En una licuadora, combinar todos los ingredientes y licuar hasta que quede suave. Dividir entre dos vasos.

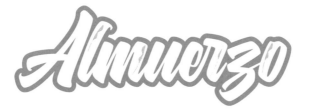

Almuerzo

El almuerzo existe para mantener nuestros niveles de energía altos así podemos aplastar las reuniones de la tarde y seguir adelante con el resto del día como una boss bee construyendo su imperio. Me fascina la Cazuela de pollo y chipotle (página 98) que explota con su sabor a hogar. Y el Chile relleno con pollo molido (página 102), ni hablar, ¡pero con salsita picante, por supuesto!

Consejos de chingona

Cuando empecé mi camino Chi-keto, hice todo lo posible para mantenerme lejos de cualquier tipo de jugo de frutas o refrescos azucarados. Si este antojo te tortura, sácialo con un agua con gas saborizada sin azúcar. Simplemente agrégale una rodaja de lima o limón y es casi como si estuvieras tomando un refresco en serio.

Aguachile

¡Ay, qué rico! Se dice que el aguachile viene de Sinaloa, México, y es considerado un tipo de ceviche mexicano. Acompaña esta receta refrescante con mi versión *keto* de una michelada (página 150) y tendrás una comida perfecta para un domingo relajado. Si te apetece, reemplaza la tostada de *mozzarella* (receta a continuación) con una taza de lechuga *iceberg* picada ¡y transforma este plato en una ensalada de aguachile!

RINDE 2 PORCIONES
TIEMPO DE PREPARACIÓN: 20 minutos
TIEMPO PARA MARINAR: 1½ a 2 horas
TIEMPO DE COCCIÓN: 10 minutos

1 libra de camarones grandes (alrededor de 18), pelados y desvenados

1 taza de jugo de lima fresco

½ cucharadita de sal *kosher*

¼ taza de aceite de oliva

4 chiles serranos, finamente picados (sin semillas si deseas menos picante)

¼ taza de agua fría

1 pepino mediano, pelado y cortado en rodajas finas

1 cebolla morada mediana, cortada por la mitad y en rodajas finas

1 aguacate, cortado por la mitad, sin hueso, pelado y cortado en dados, para decorar

⅓ taza de cilantro finamente picado, para decorar

Tostadas de *mozzarella* (página 82)

1. En un tazón grande, mezclar los camarones con ½ taza de jugo de lima y la sal *kosher*. Cubrir y refrigerar de 1½ a 2 horas (marinarlos por más tiempo hará que los camarones se vuelvan duros).

2. En una licuadora, combinar la ½ taza de jugo de lima restante, el aceite de oliva, los chiles serranos y el agua fría y licuar hasta que espese. Sazonar con sal.

3. Dividir el pepino y la cebolla entre dos platos. Agregar los camarones, rociar con la salsa y adornar con el aguacate y el cilantro. Servir con tostadas de *mozzarella*.

Tostadas de *mozzarella*

¡Cómo me encantan estas tostadas sabrosas y crujientes! Ten esta receta a mano porque pronto la estarás usando para mucho más, como para recrear las tostadas mexicanas. Qué padre, ¡creo que ya sé lo que voy a cocinar esta noche!

RINDE 4 TOSTADAS (2 por porción)

1 taza de queso *mozzarella* rallado

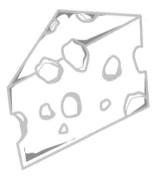

1. Precalentar el horno a 350°F. Forrar una bandeja para horno con papel para hornear.
2. Colocar 4 montones de queso (en cantidades iguales) en la bandeja preparada y aplanarlos ligeramente. Hornear hasta que se derrita el queso y esté crujiente, de 8 a 12 minutos.
3. Dejar enfriar durante 5 minutos antes de servir.

Chile gordo

¡No hay nada de *gordo* en este chile! Nada más que una pura delicia. Bueno pues, ¿cómo nos puede ir mal con una combinación de pollo, queso y chile poblano coronados con crema agria? Y encima, ¡es *keto*! Chile gordo querido, ¿dónde has estado toda mi vida?

RINDE 4 PORCIONES
TIEMPO DE PREPARACIÓN: 10 minutos
TIEMPO DE COCCIÓN: 30 minutos

½ taza de crema agria, y más para servir

⅓ taza de pico de gallo

1 taza de queso *cheddar* rallado

1 taza de queso blanco rallado

¼ taza de cebolletas cortadas en rodajas finas, y más para servir

2 cucharadas de cilantro picado, y más para servir

2 jalapeños o chiles serranos, finamente picados (sin semillas si deseas menos picante)

4 tazas de pollo cocido cortado en dados (alrededor de 20 onzas)

4 chiles poblanos medianos (de 5 onzas cada uno)

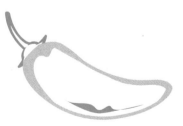

1. En un tazón grande, combinar la crema agria, el pico de gallo, ¾ taza del queso *cheddar*, ¾ taza del queso blanco, las cebolletas, el cilantro y los jalapeños. Agregar el pollo, revolver para combinar y refrigerar.

2. Calentar el asador a temperatura baja con la parrilla a 6 pulgadas del calor.

3. Colocar los chiles poblanos en una asadera y asarlos, girándolos a medida que la piel se ennegrezca, aproximadamente 10 minutos en total. Transferir a un plato y dejar reposar 10 minutos. Cuando estén lo suficientemente fríos como para agarrarlos, usar los dedos para pelar la piel, luego cortar los chiles por la mitad y retirar cuidadosamente las semillas.

4. Precalentar el horno a 350°F.

5. Con una cuchara, verter aproximadamente ¾ de taza de la mezcla de pollo dentro de la mitad de cada chile y cubrir con las mitades restantes. Colocarlos en una bandeja para horno y hornear durante 10 minutos. Esparcir los quesos *cheddar* y blanco restantes sobre los chiles y hornear hasta que el relleno esté bien caliente y el queso se derrita, unos 10 minutos más. Servir con crema agria, cebolletas y cilantro.

Ensalada a la Chi-taco

Una de las cosas que más me gustan de este estilo de vida *keto* es que aún puedo disfrutar de los sabores de mi niñez. Estamos encontrando el equilibrio entre comidas que encaminarán la salud y el cuerpo hacia un estado fabuloso, y recetas que tienen un sabor netísimo. La combinación del pollo con condimento para tacos, el queso Cotija, el cilantro, el aguacate y el aderezo de chipotle transforman esta ensalada en una fiesta en tu boca.

RINDE 2 PORCIONES
TIEMPO DE PREPARACIÓN: 20 minutos
TIEMPO DE COCCIÓN: 10 minutos

¼ taza de aceite de oliva

½ cebolla amarilla pequeña, cortada

2 pechugas de pollo deshuesadas y sin piel (de 6 onzas cada una), cortadas en trozos de una pulgada

2 cucharadas de condimento para tacos

1 cabeza grande de lechuga romana, picada

2 tomates perita pequeños, cortados en dados

1 taza de queso Cotija rallado

2 aguacates, cortados por la mitad, sin hueso, pelados y cortados en dados

2 cebolletas, cortadas en rodajas finas

½ taza de hojas de cilantro frescas

Aderezo de chipotle al estilo *ranch*, *receta a continuación*

1. En una sartén antiadherente grande, calentar el aceite a fuego medio-bajo. Agregar la cebolla y cocinar, revolviendo ocasionalmente, hasta que esté tierna y crujiente, aproximadamente 3 minutos. Agregar el pollo, espolvorear el condimento para tacos y cocinar, revolviendo ocasionalmente, hasta que el pollo esté bien cocido, unos 4 minutos.

2. En un tazón grande, colocar la lechuga seguida del pollo y sus jugos, los tomates, el queso, los aguacates, las cebolletas y el cilantro. Rociar con 3 a 4 cucharadas de aderezo, mezclar para combinar y servir.

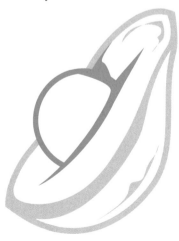

Aderezo de chipotle al estilo *ranch*

RINDE ALREDEDOR DE 1⅓ TAZAS

½ taza de mayonesa
½ taza de crema agria
¼ taza de crema
1 chipotle en adobo enlatado
2 cucharadas de perejil fresco
1 cucharada de hojas de cilantro
1 cucharada de jugo de lima fresco
1 cucharadita de vinagre de manzana
2 cucharaditas de pimentón ahumado
1 cucharadita de comino molido
1 cucharadita de cebolla en polvo
⅛ cucharadita de ajo en polvo

En una licuadora o un procesador de alimentos, procesar todos los ingredientes hasta que quede una mezcla suave.

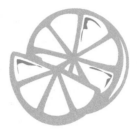

Hamburguesa de pollo a toda madre

Una de mis comidas favoritas antes de empezar mi estilo de vida Chi-keto eran las hamburguesas de pollo. Pensé que tendría que renunciar a ellas, pero con solo cambiar los panes cargados de carbohidratos por unas hojas de lechuga crujiente, hemos podido crear una alternativa saludable de las hamburguesas de pollo que tanto me encantan. Este plato te brindará grasas buenas y proteína y sentirás que no te estás perdiendo de nada. Sazónalas con tu aderezo preferido (¡sin azúcar, chula!) y deja que esa sonrisa hermosa atraviese cada bocado.

RINDE 4 PORCIONES
TIEMPO DE PREPARACIÓN: 10 minutos
TIEMPO DE COCCIÓN: 10 minutos

1 libra de pollo molido

1 taza de queso parmesano rallado

½ taza de cebolla amarilla finamente picada

½ taza de perejil fresco picado

1 jalapeño, finamente picado (sin semillas si deseas menos picante)

1 diente de ajo, finamente picado

¾ cucharadita de sal *kosher*

1 cucharadita de pimentón

1 cucharada de aceite de oliva

8 hojas de lechuga manteca

1. En un tazón grande, combinar el pollo, el parmesano, la cebolla, el perejil, el jalapeño, el ajo, la sal y el pimentón. Formar ocho medallones de 3 × ½ pulgadas.

2. En una sartén antiadherente grande, calentar el aceite a fuego medio. Agregar los medallones y cocinar hasta que estén bien cocidos, aproximadamente 3 minutos por lado.

3. Dividir los medallones y la lechuga entre cuatro platos. Coronar con los ingredientes de tu elección y 1 cucharadita de tu salsa *keto* preferida.

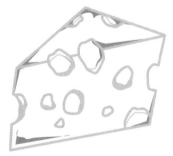

Hamburguesas Chi-keto de pavo con pico de gallo

Cuando pienso en pavo molido, se me viene a la mente la comida seca de dieta de ciertas compañías de preparación de comida. Pero esta receta está lejísimo de ser así. Es deliciosa, jugosa y las especias y el pico de gallo le dan un toque de sabor espectacular. Es un plato perfecto para cuando se te antoja una hamburguesa con queso o necesitas un almuerzo que te mantenga llena y satisfecha a lo largo del día.

RINDE 1 PORCIÓN
TIEMPO DE PREPARACIÓN: 10 minutos
TIEMPO DE COCCIÓN: 20 minutos

4 cucharaditas de aceite de oliva

1 diente de ajo, finamente picado

1 cucharadita de orégano seco

½ cucharadita de sal *kosher*

1⅛ cucharaditas de pimienta negra recién molida

2 hongos Portobello (de 4½ pulgadas de diámetro), sin tallo

6 onzas de pavo molido (85% magro)

¼ taza de queso Colby Jack rallado

1 cucharada de mostaza Dijon

½ jalapeño, finamente picado (sin semillas si deseas menos picante)

1 cucharada de pico de gallo

Un manojo pequeño de rúcula

1. En un tazón pequeño, combinar 2 cucharaditas del aceite, el ajo, el orégano, ¼ de cucharadita de la sal y ⅛ de cucharadita de la pimienta negra.

2. Con una cuchara, raspar las branquias de los hongos. Rociar los lados raspados con la mezcla de aceite de oliva.

3. En una sartén antiadherente grande, calentar 1 cucharadita del aceite restante a fuego medio-bajo. Colocar los hongos en la sartén con el lado raspado hacia arriba, cubrir y cocinar hasta que estén tiernos, aproximadamente 8 minutos. Transferir los hongos a un plato, con el lado raspado hacia abajo, para que drenen.

4. En un tazón pequeño, combinar el pavo, el queso, la mostaza, el jalapeño, la cucharadita de pimienta negra restante y el ¼ de cucharadita de sal restante. Formar un medallón de ½ pulgada de grosor.

5. En una sartén antiadherente pequeña, calentar la cucharadita de aceite

restante a fuego medio y cocinar el medallón unos 5 minutos por lado hasta que esté bien cocido. Agarrar un hongo raspado, agregarle el medallón, el pico de gallo y algo de rúcula. Cubrir con el segundo hongo, con el lado raspado hacia abajo.

Carnitas con jalapeños rellenos

¡Carnitas, extra crujientes, por favor! Junto con los sabrosísimos jalapeños rellenos, pues, quiero eso ahorita mismo. Como solía decir mi papá: "Una buena mexicana tiene que saber comer chiles". Él fue quien me dio a probar mi primer jalapeño cuando tenía unos cinco años y me enseñó cómo morderlo y aguantar el picante. Y ahora esa es una de las cosas que más me gusta hacer. Por eso me encantan los jalapeños, las salsas Valentina y Tapatío o cualquier tipo de chile. Cuando entro a un restaurante, yo soy la que ordena chiles toreados o pido la salsa de la casa. Necesito un toque picante en mi comida para sentir que está completa, por eso esta receta me habla directo al corazón. Pues sí, yo soy la chica que anda con una botellita de salsa picante en su bolso de vacaciones o en caso de emergencias. ¡Es que no puedo vivir sin mi chile!

RINDE 6 PORCIONES
TIEMPO DE PREPARACIÓN: 20 minutos
TIEMPO DE COCCIÓN: 2 horas

2 cucharadas de aceite de oliva

2 libras de paleta de cerdo deshuesada, cortada en 4 trozos grandes

2½ cucharaditas de sal *kosher*

1 cucharadita de pimienta negra recién molida

1 cebolla amarilla grande, cortada en trozos

5 dientes de ajo, finamente picados

2 jalapeños, sin semillas y finamente picados

1 naranja *navel*, cortada por la mitad

2 cucharadas de jugo de lima fresco

2 cucharaditas de pimentón

2 cucharaditas de comino molido

1½ cucharaditas de cilantro molido

Jalapeños rellenos (página 89)

1. Precalentar el horno a 325°F.

2. En una sartén grande, calentar el aceite a fuego medio. Frotar la carne de cerdo con la sal y la pimienta y cocinar, en tandas si es necesario, hasta que esté dorada, aproximadamente 5 minutos por lado. Con una espumadera, transferir la carne a una cacerola de hierro fundido.

3. Agregar la cebolla, el ajo y los jalapeños a la sartén y cocinar, revolviendo frecuentemente, hasta que la cebolla esté tierna, aproximadamente 7 minutos. Transferir a la cacerola con la carne. Agregar 1 taza de agua a la sartén, raspar cualquier trozo restante del dorado de la carne del fondo de la sartén y verter en la cacerola. Exprimir el jugo de las mitades de la naranja en la sartén, luego agregar la naranja entera junto con el jugo de lima, el pimentón, el comino y el

cilantro. Llevar a ebullición y transferir a la cacerola.

4. Hornear hasta que la carne esté bien tierna, aproximadamente 1½ horas,

luego desmenuzar el cerdo con 2 tenedores y servir con los jalapeños rellenos.

Jalapeños rellenos

RINDE 6 JALAPEÑOS RELLENOS
TIEMPO DE PREPARACIÓN: 10 minutos
TIEMPO DE COCCIÓN: 20 minutos

3 onzas de queso crema, ablandado
¼ taza de queso *cheddar* rallado
¼ taza de cebolletas cortadas en rodajas
1 cucharada de cilantro finamente picado
2 dientes de ajo, finamente picados
6 jalapeños medianos, cortados a lo largo por la mitad y sin semillas

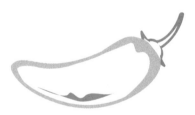

1. Precalentar el horno a 400°F. Forrar una bandeja para hornos con papel para hornear o papel de aluminio.

2. En un tazón pequeño, mezclar el queso crema, el *cheddar*, las cebolletas, el cilantro y el ajo. (Ablandar el queso crema en el microondas si está demasiado duro). Con una cuchara, dividir la mezcla de queso entre las mitades de jalapeño, juntar las mitades como un sándwich y transferirlas a la bandeja preparada, dejando un espacio entre cada jalapeño.

3. Hornear hasta que los jalapeños estén blandos, unos 20 minutos.

Ensalada de fajitas de carne con aderezo de cilantro y lima

Nunca te puede ir mal con un plato de fajitas. Tanto los restaurantes mexicanos de verdad como los que aspiran a serlo tienen este plato *keto* en su menú (¡pero dile no a las tortillas, ¿eh?!) y también es fácil prepararlo en casa. Es en realidad uno de los primeros platos que aprendí a cocinar. Solía hacer fajitas para mis hermanos todo el tiempo para asegurarme de que estuvieran comiendo vegetales y proteína. Era una comida fácil de hacer y saludable, aunque ellos siempre se burlaban de mí porque la hacía tan seguido. ¡Los sabores salados en esta receta, coronados con el maravilloso aderezo de cilantro y lima, son lo máximo!

RINDE 1 PORCIÓN
TIEMPO DE PREPARACIÓN: 10 minutos
TIEMPO DE COCCIÓN: 10 minutos

1½ cucharadas de jugo de lima fresco

6 cucharaditas de aceite de oliva

1 cucharadita de orégano seco

1 cucharadita de ajo en polvo

½ cucharadita de cebolla en polvo

½ cucharadita de comino molido

½ cucharadita de chile en polvo

5 onzas de bistec de falda, cortado en rebanadas de ¼ de pulgada de grosor contra las fibras

½ cebolla amarilla mediana, cortada en rodajas finas

½ pimiento rojo, cortado en tiras finas

½ pimiento naranja, cortado en tiras finas

½ pimiento verde, cortado en tiras finas

2 tazas de lechuga romana cortada

Aderezo de cilantro y lima (página 92)

1. En un tazón pequeño, mezclar el jugo de lima, 1 cucharadita de aceite, el orégano, el ajo en polvo, la cebolla en polvo, el comino y el chile en polvo. Agregar el bistec, revolviendo para recubrir.

2. En una sartén antiadherente grande, calentar 3 cucharaditas del aceite restante a fuego medio-alto y cocinar el bistec, dando vuelta las rebanadas a mitad de tiempo, aproximadamente 1 minuto en total para un punto medio. Retirar a un tazón.

3. Agregar las 2 cucharaditas restantes de aceite, la cebolla y los pimientos a la sartén y cocinar a fuego medio, revolviendo con frecuencia, hasta que los pimientos estén tiernos y crujientes, aproximadamente 4 minutos. Añadir al tazón con el bistec.

4. En un tazón mediano, mezclar la lechuga, el bistec, las verduras y 2 cucharadas del aderezo.

Aderezo de cilantro y lima
RINDE ALREDEDOR DE 1 TAZA

1 taza de cilantro fresco

½ taza de crema agria entera

¼ taza de aceite de oliva

3 cucharadas de jugo de lima fresco

1 cucharada de yogur natural griego

1 cucharadita de vinagre de manzana

½ diente de ajo

Sal *kosher* y pimienta negra recién molida
   al gusto

En un procesador de alimentos o una licuadora, combinar todos los ingredientes y mezclar hasta que quede suave. Sazonar con sal y pimienta.

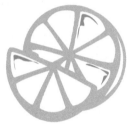

Sopa de tortilla y pollo

Cualquier tipo de sopa me alegra el corazón cuando me estoy sintiendo triste o enferma o algo así. Pues, la verdad es que no necesito una excusa para tomar sopa. Pero la sopa de tortilla y pollo es como la sopa de pollo con fideos para el alma a la mexicana. Enseguida me recuerda a mi hogar y me llena de una sensación de confort y calidez.

RINDE 4 PORCIONES
TIEMPO DE PREPARACIÓN: 15 minutos
TIEMPO DE COCCIÓN: 25 minutos

1 cucharada de aceite de oliva

½ cebolla amarilla mediana, finamente picada

2 dientes de ajo, finamente picados

1½ tazas de calabacín (uno de 8 onzas) picado en trozos

½ pimiento rojo mediano, cortado en dados

2 chipotles en adobo, finamente picados (alrededor de 2 cucharadas)

¾ cucharadita de chile en polvo

1 cucharadita de orégano seco

¾ cucharadita de sal *kosher*

4 tazas de caldo de pollo

2 tomates perita, cortados en dados

1 lata (4 onzas) de chiles verdes cortados en trozos

2 tazas de pechuga de pollo cocinada y desmenuzada (alrededor de 10 onzas cocido)

1 aguacate, cortado por la mitad, sin hueso, pelado y cortado en dados

½ taza de queso Monterey Jack rallado

½ taza de cilantro picado

1 cucharada de jugo de lima fresco

Guarnición

Crema agria

Rábanos cortados en rodajas

Cuñas de lima

Puñado de queso *keto* Moon

1. En una cacerola grande o una de hierro fundido, calentar el aceite a fuego medio. Agregar la cebolla y el ajo y cocinar hasta que la cebolla esté tierna y crujiente, aproximadamente 4 minutos.

2. Agregar el calabacín, el pimiento, los chipotles, el chile en polvo, el orégano y la sal y cocinar, revolviendo frecuentemente, hasta que el pimiento esté crujiente, unos 5 minutos.

3. Agregar el caldo, los tomates y los chiles verdes, cubrir parcialmente y cocinar a fuego lento durante 15 minutos. Agregar el pollo, el aguacate, el queso, el cilantro y el jugo de lima y servir con las guarniciones que desees.

Pizza de prosciutto y rúcula

A menudo, cuando le preguntas a alguien cuál es su comida preferida cuando necesita un mimo o consuelo, notarás que la mayoría enseguida dice, "¡Pizza!", sin pensarlo dos veces. Así que para los amantes de la pizza, adoptar un estilo de vida *keto* puede sonar terrible. Pero Chi-keto le encontró la vuelta. No solo puedes comer una porción de tu pizza preferida en tu día de placer, también puedes disfrutar de esta pizza alternativa que te ayudará a satisfacer ese antojo cualquier día de la semana.

SIRVE 2, RINDE 1 PIZZA GRANDE
TIEMPO DE PREPARACIÓN: 15 minutos
TIEMPO DE COCCIÓN: 45 minutos

Para la masa (también puedes usar una masa del mercado prehecha de coliflor baja en carbohidratos)
Spray para cocinar
1 cabeza de coliflor (2 libras), sin tallos y cortado en cogollos
½ taza de *mozzarella* rallada
¼ taza de queso parmesano rallado
½ cucharadita de orégano seco
½ cucharadita de sal *kosher*
¼ cucharadita de ajo en polvo
2 huevos grandes, ligeramente batidos

Para los ingredientes de la cobertura
Pesto, *receta a continuación*
4 onzas de *mozzarella*, cortada en rodajas finas
3 onzas de *prosciutto* sin nitratos, cortado en rodajas finas
2 tazas de rúcula
2 cucharaditas de jugo de limón fresco
1 cucharada de aceite de oliva

1. Para la masa: Precalentar el horno a 400°F. Rociar una bandeja para horno con *spray* para cocinar.

2. En un procesador de alimentos, procesar la coliflor hasta que esté finamente triturada.

3. Colocar la coliflor, en tandas si es necesario, en una canasta de vapor sobre una sartén con agua hirviendo y cocinar hasta que esté tierna, aproximadamente 4 minutos. Si está húmeda, colocar la coliflor en una toalla de cocina y exprimir. Dejar enfriar por completo, transferir a un tazón y agregar la *mozzarella*, el queso parmesano, el orégano, la sal, el ajo en polvo y los huevos y mezclar hasta que estén bien combinados.

4. Transferir la mezcla a la bandeja para horno preparada y extenderla formando un gran círculo o rectángulo de ¼ de pulgada de espesor. Hornear hasta que esté crujiente y dorada, aproximadamente 30 minutos. Enfriar por 10 minutos.

5. *Para la cobertura:* Extender el pesto sobre la masa cocinada. Cubrir con la

mozzarella y el *prosciutto* y hornear de 5 a 7 minutos, o hasta que el queso se derrita.

Pesto

RINDE ALREDEDOR DE 1¼ TAZAS

2 tazas de albahaca fresca
2 cucharadas de piñones
2 dientes de ajo
½ taza de aceite de oliva extravirgen
½ taza de queso parmesano rallado
½ cucharadita de sal *kosher*

6. En un tazón pequeño, mezclar la rúcula, el jugo de limón y el aceite de oliva. Dispersar sobre la pizza y servir.

En un procesador de alimentos o una licuadora, procesar todos los ingredientes hasta que quede una mezcla suave.

Aguacates rellenos de pavo molido

Unos cremosos aguacates rellenos de pavo y queso ya suenan deliciosos, pero lo que lleva este plato a otro nivel es esa salsa picante de tomatillos y pasillas. Pues, supongo que ya te habrás dado cuenta de que me gusta todo en la vida con un toque picante, y esta salsa es tan picante y tentadora que realmente completa el plato. ¡Pero no te detengas allí! Duplica la receta de salsa y guarda la sobra en tu refrigerador, de modo que esté lista para elevar cualquier otra comida que consideres necesita un ¡pum! extra de sabor.

RINDE 2 PORCIONES
TIEMPO DE PREPARACIÓN: 10 minutos
TIEMPO DE COCCIÓN: 15 minutos

2 cucharadas de aceite de oliva

¾ taza de cebolla blanca cortada en dados

½ libra de pavo molido (85% magro)

½ taza de cilantro picado

Salsa de tomatillos y pasillas, *receta a continuación*

Sal *kosher* al gusto

2 aguacates, cortados por la mitad, sin hueso y pelados

2 cucharadas de crema agria

2 cucharadas de mezcla mexicana de quesos rallados

2 cucharaditas de cebolletas cortadas en rodajas finas

1. En una sartén grande, calentar el aceite a fuego medio. Agregar la cebolla y cocinar, revolviendo con frecuencia, hasta que esté tierna, aproximadamente 7 minutos. Agregar el pavo y cocinar, separando la carne con una espátula hasta que esté bien cocida, aproximadamente 5 minutos. Agregar el cilantro, la mitad de la salsa y agregar sal; cocinar a fuego lento durante 1 minuto.

2. Dividir la mezcla de pavo entre las 4 mitades de aguacate y cubrir con la crema agria, el queso, las cebolletas y la salsa restante, si lo deseas.

Salsa de tomatillos y pasillas

RINDE 1½ TAZAS

2 a 3 chiles pasilla, dependiendo de cuán
   picante la desées
10 tomatillos blandos
2 dientes de ajo, finamente picados
Sal *kosher* al gusto

1. En una parrilla o una sartén pequeña,
   tostar los chiles pasilla a fuego medio
   durante 2 minutos.
2. Transferir los chiles a un recipiente con
   agua tibia y dejarlos reposar hasta que
   se ablanden, aproximadamente 10 minutos. Retirar las semillas y transferir
   los chiles a un procesador de alimentos
   o licuadora junto con los tomatillos, el
   ajo y la sal y procesar hasta que quede
   una mezcla suave.

Cazuela de pollo y chipotle

Esta es la receta que hago cuando se me antojan enchiladas. Cuando llegué a mi adolescencia, mi mamá fue quien me pasó su receta de enchiladas. Ella me mostró cómo poner la tortilla en el aceite, luego sumergirla en la salsa roja, y así sucesivamente con cada uno de los siguientes pasos hasta que yo también me convertí en una experta. Una vez que aprendí bien el método, comencé a prepararlas para mis hermanos, y rápidamente se convirtió en uno de nuestros platos favoritos cuando comemos en familia. Cuando hago esta receta *keto* en particular, me la sirvo y le doy un bocado, también me recuerda a la lasaña, otro plato que adoro. Así que es como lo mejor de ambos mundos.

RINDE 4 PORCIONES
TIEMPO DE PREPARACIÓN:15 minutos
TIEMPO DE COCCIÓN: 40 minutos

Spray para cocinar
1 cucharada de aceite de oliva
½ cebolla blanca mediana, finamente picada
2 jalapeños, uno picado y uno cortado en rodajas (sin semillas si deseas menos picante)
2 chipotles en adobo, cortados
4 onzas de queso crema, ablandado
¼ taza de crema
1 taza de salsa roja para enchiladas
1 libra de muslos de pollo deshuesado y sin piel, cocinado y desmenuzado (alrededor de 3 tazas)
2 tortillas bajas en carbohidratos
1 taza de queso *cheddar* rallado
Cilantro fresco, para decorar

1. Precalentar el horno a 375°F. Rociar una fuente de horno de 9 × 9 pulgadas con *spray* para cocinar.
2. En una sartén grande, calentar el aceite a fuego medio. Agregar la cebolla, el jalapeño picado y los chipotles y cocinar, revolviendo con frecuencia, hasta que la cebolla esté tierna, aproximadamente 5 minutos.
3. Agregar el queso crema y la crema y cocinar, revolviendo ocasionalmente, hasta que el queso crema se derrita, aproximadamente 1 minuto. Agregar la salsa roja y el pollo desmenuzado y mezclar bien.
4. Colocar las tortillas una al lado de la otra en la fuente de horno preparada y verter la mezcla de pollo, extendiéndola de manera uniforme. Esparcir el queso por encima del pollo y cubrir con las rodajas de jalapeño.
5. Cubrir con papel de aluminio y hornear durante 15 minutos. Destapar y hornear hasta que el queso se derrita y el plato esté bien caliente, unos 15 minutos más. Decorar con cilantro y servir.

Pollo en mole verde y arroz con semillas de cáñamo

Cuando oigo la palabra mole, inmediatamente pienso en mi abuelita. Ella hace el mejor mole, sin duda, y lo hace desde cero. Su mole nunca es demasiado claro ni demasiado oscuro; siempre sale del color perfecto. Y hasta hoy en día, si se lo pido, ella siempre me lo hace y yo vuelo al cielo de la felicidad. Mi mamá también hacía mole, pero acudía a un frasco de Doña María Mole como ayudita. Lo que más me encantaba de esas comidas con mi mamá era agarrar el frasco vacío de Doña María y dejarlo reposar en agua tibia mientras comíamos así, al terminar, podía quitarle fácilmente la etiqueta. Luego, al día siguiente, usaba el frasco para mi leche chocolatada, y se transformaba en algo extra especial. También usábamos mi colección de frascos Doña María para tomar Kool-Aid o guardar salsa. Se transformaban así en nuestros frascos de conserva. Me encanta esta receta de mole en particular porque no es demasiado dulce, tiene una buena cantidad de especias, es fácil de hacer y sabe a hogar.

RINDE 4 PORCIONES
TIEMPO DE PREPARACIÓN: 15 minutos
TIEMPO DE COCCIÓN: 45 minutos

4 piernas de pollo (piernas y muslos; alrededor de 2¾ libras)

1 cebolla amarilla grande, cortada por la mitad

5 dientes de ajo

2¾ cucharaditas de sal *kosher*

½ taza (alrededor de 3 onzas) de tomatillos frescos picados en trozos

2 tallos de apio, picados en trozos (alrededor de ½ taza)

½ taza de ramitas de cilantro

3 cucharadas de semillas de calabaza peladas

2 a 3 chiles serranos, sin semillas y picados en trozos

1 cucharada de aceite de oliva

6 nopales tiernos, limpios, cortados en tiras y cocinados*

2 cucharadas de mantequilla ecológica

4 hongos medianos, picados en trozos

1 taza de semillas de cáñamo

¼ taza de caldo de pollo

¼ taza de crema

½ cucharadita de ajo en polvo

¼ cucharadita de perejil seco

⅛ cucharadita de pimienta negra recién molida

* Ver Costillas de puerco en adobo con ensalada de nopales (página 131) para instrucciones sobre cómo limpiar los nopales.

1. En una cacerola grande, hervir el pollo, la mitad de la cebolla, 4 dientes de ajo, 2 cucharaditas de sal y 4 tazas de agua. Reducir a fuego lento, limpiar la espuma que sube a la superficie, cubrir y cocinar hasta que el pollo esté bien cocido, aproximadamente 30 minutos.

2. Mientras tanto, en una licuadora, licuar los tomatillos, el apio, el cilantro, las semillas de calabaza, los chiles serranos, la ½ cucharadita de la sal restante, la mitad restante de la cebolla, el diente de ajo restante y ½ taza del líquido de cocción del pollo hasta que quede una mezcla suave.

3. En una sartén grande, calentar el aceite a fuego medio y dejar que la salsa de tomatillo hierva a fuego lento. Agregar el pollo y los nopales. Cubrir y cocinar a fuego lento hasta que los nopales y el pollo estén calientes, de 5 a 7 minutos.

4. Mientras tanto, en una sartén mediana, derretir la mantequilla a fuego medio. Agregar los hongos y cocinar, revolviendo ocasionalmente, hasta que estén tiernos, aproximadamente 4 minutos.

5. Agregar las semillas de cáñamo, el caldo de pollo, la crema, el ajo en polvo, el perejil seco, el ¼ de cucharadita de sal restante y la pimienta negra, reducir el fuego a bajo y cocinar hasta que el líquido se haya absorbido, aproximadamente 5 minutos. Servir caliente.

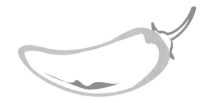

Pechuga de pollo en salsa de queso y espinaca

La cremosidad de esta salsa combinada con la espinaca y el pollo me hace sentir que estoy comiendo pollo Alfredo sin culpa. Y sin la pasta, no hay caída de energía por la tarde que me frene. También me recuerda a cuando era una niña y mi abuelita me decía que si quería ser tan fuerte como Popeye, tenía que comer espinaca. Ella sabía cómo hacerme reaccionar, porque yo pensaba que Popeye era lo máximo, y desde entonces, la espinaca sigue siendo uno de mis vegetales favoritos.

RINDE 4 PORCIONES
TIEMPO DE PREPARACIÓN: 15 minutos
TIEMPO DE COCCIÓN: 25 minutos

Aceite de oliva
4 pechugas de pollo deshuesadas y sin piel (de 6 onzas cada una)
1 cucharadita de pimentón
1 cucharadita de sal *kosher*
¼ cucharadita de ajo en polvo
¼ cucharadita de cebolla en polvo
4 onzas de queso crema, ablandado y cortado en dados
½ taza de queso parmesano rallado
2 cucharadas de mayonesa
1½ tazas de espinaca bebé, picada (alrededor de 1¾ onzas)
1 cucharadita de ajo finamente picado
½ cucharadita de hojuelas de pimienta roja

1. Precalentar el horno a 375°F. Con el aceite, engrasar ligeramente una fuente de horno grande.

2. Colocar el pollo en una tabla de cortar y, con un cuchillo de chef, cortar en la parte más gruesa, haciendo un corte de aproximadamente 3 pulgadas de largo. Hacer pequeños movimientos con el cuchillo para lograr un corte que atraviese aproximadamente tres cuartos del pollo, evitando perforar el otro lado.

3. En un tazón pequeño, combinar el pimentón, ¾ cucharadita de sal, el ajo en polvo y la cebolla en polvo y espolvorear la mezcla sobre ambos lados del pollo.

4. En un tazón mediano, mezclar el queso crema, el queso parmesano, la mayonesa, la espinaca, el ajo, las hojuelas de pimienta y el ¼ de cucharadita de sal restante hasta que esté suave.

5. Llenar una manga pastelera sin punta con la mezcla de espinacas e insertarla en las hendiduras del pollo. Rociar un poco de aceite sobre el pollo. Hornear hasta que esté bien cocido, unos 25 minutos. Servir vertiendo los jugos de la fuente por encima.

Chile relleno con pollo molido

Como esta receta tarda un poco más en cocinarse, te sugiero que uses tu tiempo sabiamente haciendo una tanda extra de estos chiles rellenos exquisitos para congelar. De esa manera, los tendrás listos y a mano cuando estés con poco tiempo pero anheles un almuerzo hogareño y sustancioso.

RINDE 4 PORCIONES
TIEMPO DE PREPARACIÓN: 15 minutos
TIEMPO DE COCCIÓN: 50 minutos

1 cucharada de aceite de oliva

1 libra de pollo molido

2 cucharaditas de chile en polvo

2 cucharaditas de comino molido

¾ cucharadita de cilantro molido

¾ cucharadita de sal de ajo

½ cucharadita de cebolla en polvo

½ cucharadita de pimentón

½ cucharadita de orégano seco

½ cucharadita de pimienta negra recién molida

Spray para cocinar

4 chiles Anaheim frescos

8 onzas de queso Pepper Jack, cortado en 8 pedazos

3 huevos grandes

1 taza de crema

1 cucharadita de sal *kosher*

6 onzas de queso *sharp cheddar* rallado

1. En una sartén grande, calentar el aceite a fuego medio. Agregar el pollo, el chile en polvo, el comino, el cilantro, la sal de ajo, la cebolla en polvo, el pimentón, el orégano y la pimienta y cocinar, revolviendo con frecuencia, hasta que el pollo esté cocido, aproximadamente 5 minutos.

2. Precalentar el horno a 350°F. Rociar una fuente de horno de 9 × 9 pulgadas con *spray* para horno.

3. En una vaporera colocada sobre una sartén con agua hirviendo, cocinar al vapor los chiles hasta que estén blandos, aproximadamente 5 minutos. Cortar los chiles por la mitad a lo largo, colocar los lados cortados en la fuente de horno preparada y colocar un trozo de queso dentro de cada mitad de chile.

4. En un tazón pequeño, batir los huevos, la crema y la sal hasta que estén bien combinados y verter la mezcla sobre los chiles. Esparcir el pollo cocido por encima y agregar el queso sobre el pollo. Cubrir con papel de aluminio y hornear durante 20 minutos. Destapar y hornear hasta que las natillas estén listas, 15 a 20 minutos más. Servir caliente.

Quesadilla de pollo

A todas las personas que te miran con lástima pensando que ahora les has tenido que decir adiós a las quesadillas, ¡qué equivocados están! Simplemente prepara unas Tortillas Chi-keto (página 56) fáciles y deliciosas y recuérdame cuando la explosión de sabores llegue a tu paladar. No olvides agregar un poco de salsa picante Valentina. Se trata de disfrutar lo que comemos para así querer seguir volviendo por más.

RINDE 1 PORCIÓN
TIEMPO DE PREPARACIÓN: 10 minutos
TIEMPO DE COCCIÓN: 10 minutos

3 onzas de pechuga de pollo deshuesada y sin piel, cortada en trozos de ½ pulgada

1 cucharadita de comino molido

1 cucharadita de orégano seco

½ cucharadita de sal *kosher*

5 cucharaditas de aceite de aguacate

½ cebolla amarilla pequeña, finamente picada (alrededor de ¼ de taza)

½ pimiento verde pequeño, finamente picado (alrededor de ¼ de taza)

1 cucharadita de chile en polvo

2 Tortillas Chi-keto (page 56)

⅓ taza de queso *mozzarella* rallado

1. En un tazón mediano, mezclar el pollo con el comino, el orégano y la sal.

2. En una sartén pequeña, calentar 3 cucharaditas de aceite a fuego medio y saltear la cebolla, el pimiento y el chile en polvo durante 3 minutos. Agregar el pollo y cocinar, revolviendo ocasionalmente, hasta que el pollo esté bien cocido, de 3 a 4 minutos.

3. En otra sartén pequeña, calentar las 2 cucharaditas restantes de aceite a fuego medio-bajo. Agregar una tortilla, luego cubrir con la mezcla de pollo y queso. Colocar la otra tortilla encima y cocinar hasta que el queso se derrita, aproximadamente 3 minutos. Cortar a la mitad para servir.

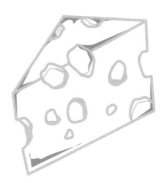

Ensalada ranch picante con hamburguesa de pollo y mozzarella

Aquí hay otra receta que puedes agregar a la preparación de las comidas para la semana, que te servirá como una comida rápida y fácil para esas semanas de no parar. Prepara los medallones con anticipación, coloca los que usarás a más tardar dentro de un día en el refrigerador y congela el resto para tenerlos listos para un apuro. Estos medallones son tan versátiles que son deliciosos en esta ensalada, pero también puedes arrojarlos a la parrilla y convertirlos en hamburguesas de pollo para tu familia y amigos (envueltas en lechuga para ti, por supuesto). Son rápidos, fáciles y te mantendrán satisfecha.

RINDE 4 PORCIONES

TIEMPO DE PREPARACIÓN: 20 minutos

TIEMPO DE DESCANSO PARA EL ADEREZO: 30 minutos o hasta toda la noche

TIEMPO DE COCCIÓN: 15 minutos

1 libra de pollo molido

½ taza de cebolla amarilla finamente picada

1 cucharada de ajo en polvo

1 cucharadita de sal *kosher*

1 taza de queso *mozzarella* rallado

1 taza de espinaca bebé finamente picada

½ taza de perejil finamente picado

1 jalapeño, finamente picado (sin semillas si deseas menos picante)

2 cucharadas de aceite de oliva

1 taza de lechuga *iceberg* picada

½ aguacate, cortado por la mitad, sin hueso, pelado y cortado en dados

1 (mini) pepino persa, cortado en dados

Aderezo *ranch, receta a continuación*

1. En un tazón grande, combinar el pollo, la cebolla, el ajo en polvo, la sal, el queso, la espinaca, el perejil y el jalapeño. Formar ocho medallones de 2½ × ½ pulgadas.

2. En una sartén antiadherente grande, trabajando en tandas si es necesario, calentar el aceite a fuego medio, agregar los medallones y cocinar hasta que estén bien cocidos, aproximadamente 4 minutos por lado.

3. En un tazón mediano, combinar la lechuga, el aguacate y el pepino. Agregar ¼ de taza del aderezo y revolver para cubrir. Dividir entre cuatro platos, cubrir cada uno con dos medallones y servir.

Aderezo *ranch*

RINDE 1½ TAZAS

½ taza de mayonesa

½ taza de crema

½ taza de crema agria

1 cucharadita de jugo de limón

½ cucharadita de cebollines secos

1 cucharadita de perejil fresco picado o
  ½ cucharadita del seco

1 cucharadita de eneldo fresco picado o
  ½ cucharadita de eneldo seco

½ cucharadita de ajo en polvo

¼ cucharadita de cebolla en polvo

⅛ cucharadita de sal *kosher*

⅛ cucharadita de pimienta negra recién
  molida

En un tazón grande, mezclar todos los ingredientes. Cubrir y refrigerar por al menos 30 minutos. Sabe aún mejor si lo refrigeras durante toda la noche.

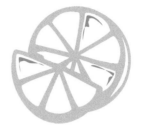

Barcos de calabacín rellenos

Queso burbujeante, salsa, un jugoso pavo molido… solo pensarlo me hace agua la boca. Ya que esta receta es un poco más tediosa de hacer, es otra candidata perfecta para preparar de antemano. Si vas a cocinar algo como esto, aprovecha al máximo tu tiempo duplicando la receta y congelando las sobras. Cuando comas las sobras, si quieres variar estos calabacines un poco, agrégales queso parmesano y hojuelas de pimienta roja por encima ¡y transfórmalos en un híbrido de lasaña y pizza para satisfacer dos antojos en uno!

RINDE 6 PORCIONES
TIEMPO DE PREPARACIÓN: 15 minutos
TIEMPO DE COCCIÓN: 40 minutos

Spray para cocinar
3 calabacines medianos (de 6 a 7 onzas cada uno), cortados por la mitad a lo largo, sin semillas
1 cucharada de aceite de oliva
2 dientes de ajo, finamente picados
1½ libras de pavo molido (85% magro)
1 cucharadita de comino molido
1 cucharadita de pimentón ahumado
¾ cucharadita de sal kosher
½ cucharadita de chile en polvo
½ cucharadita de cebolla en polvo
¼ cucharadita de ajo en polvo
¼ cucharadita de orégano seco
1 taza de salsa
1½ tazas de mezcla mexicana de quesos rallados
Crema agria, para servir
Cilantro picado, para servir

1. Precalentar el horno a 400°F. Rociar una fuente de horno de 9 × 13 pulgadas con spray para cocinar.

2. Colocar los calabacines con los lados cortados hacia abajo en la fuente de horno preparada y hornear hasta que estén tiernos y crujientes, aproximadamente 10 minutos.

3. En una sartén grande, calentar el aceite a fuego medio. Agregar el ajo y cocinar 1 minuto. Agregar el pavo y cocinar de 1 a 2 minutos, revolviendo para deshacer bien. Agregar el comino, el pimentón, la sal, el chile en polvo, la cebolla en polvo, el ajo en polvo y el orégano y revolver para combinar. Agregar la salsa y 1 taza de queso y cocinar hasta que el queso se derrita, aproximadamente 1 minuto.

4. Voltear los calabacines con los lados cortados hacia arriba, llenar cada uno con la mezcla de pavo, cubrir con papel de aluminio y hornear por 20 minutos o hasta que los calabacines estén tiernos. Destapar, cubrir con el queso restante y hornear 1 minuto más o hasta que el queso se derrita. Coronar cada barco de calabacín con crema agria y cilantro.

Ensalada de atún y tocino

Muchas mañanas me levanto y arranco el día a la carrera. Quizás ni siquiera salga de mi casa, pero estoy en llamadas, mandando mensajes de texto, preparándome para futuros proyectos, y en un abrir y cerrar de ojos de pronto ya es hora de almorzar. No hay tiempo para ponerse a hacer nada elaborado en esos días de no parar. Con esta ensalada, solo necesito diez minutos y estoy lista para seguir adelante. Es la receta ideal para cuando necesitas armar una comida fácil y rápida que te mantenga nutrida, satisfecha y con energía para ser una mega *boss bee* el resto del día.

RINDE 2 PORCIONES
TIEMPO DE PREPARACIÓN: 10 minutos

3 cucharadas de mayonesa

2 cucharadas de jugo de limón

1 cucharadita de mostaza Dijon

½ cucharadita de sal *kosher*

2 latas (de 5 onzas cada una) de atún en aceite de oliva

2 rebanadas de tocino, cocinado y desmenuzado

2 tallos de apio, finamente picados

3 cebolletas, cortadas en rodajas finas

1 cucharada de eneldo fresco picado

1½ tazas de rúcula

1. En un tazón mediano, combinar la mayonesa, el jugo de limón, la mostaza Dijon y la sal. Agregar el atún, el tocino, el apio, las cebolletas y el eneldo y mezclar.

2. Dividir la rúcula entre dos tazones, cubrir con el atún y servir.

3. También lo puedes transformar en un sándwich con el pan *keto zero-net-carb* que se encuentra en el mercado.

Rollos de fajitas de carne

Me encantan los sándwiches y amo las fajitas, así que esto es como un sueño hecho realidad. La combinación de sabores del bistec, los pimientos y la cebolla te hará olvidar que alguna vez le agregaste tortillas a este plato. Para colmo, es otro almuerzo rápido y fácil de comer cuando estás que no puedes parar ni un segundo. Si lo quieres hacer aún más fácil, marina todo con anticipación para que puedas armar este plato en unos pocos minutos.

RINDE 4 PORCIONES (2 a 3 rollos por porción)

TIEMPO DE PREPARACIÓN: 15 minutos

TIEMPO DE MARINADO: 30 minutos o hasta toda la noche

TIEMPO DE COCCIÓN: 10 minutos

⅓ taza de aceite de oliva

3 cucharadas de salsa Worcestershire

2 cucharadas de jugo de lima fresco

2 dientes de ajo, finamente picados

1 cucharada de comino molido

1 cucharada de chile en polvo

1 cucharadita de sal *kosher*

½ cucharadita de pimienta negra recién molida

½ cucharadita de hojuelas de pimienta roja

1 libra de solomillo, cortado en rebanadas finas golpeadas hasta que estén planas

2 pimientos amarillos, cortados en tiras finas

½ cebolla morada mediana, cortada en rodajas finas

1. En un tazón mediano, mezclar el aceite, la salsa Worcestershire, el jugo de lima, el ajo, el comino, el chile en polvo, la sal, la pimienta negra y las hojuelas de pimienta roja.

2. Dividir la mezcla entre dos grandes bolsas con cierre hermético. Colocar la carne en una y los pimientos y la cebolla en la otra. Agitar las bolsas para recubrir la carne y los pimientos y la cebolla con la marinada. Refrigerar al menos 30 minutos, o hasta toda la noche (cuanto más se marine todo, más sabroso).

3. Precalentar el horno a 375°F. Forrar una bandeja para horno con papel para hornear.

4. Sacar la carne de la marinada y colocar las rebanadas en la bandeja preparada. Retirar los pimientos y la cebolla de la marinada y colocarlos sobre las rebanadas de carne, organizándolos en forma transversal. Enrollar la carne y asegurar cada rebanada con palillos de dientes.

5. Hornear hasta que la carne esté cocida al gusto, unos 10 minutos para que esté a punto medio. Si tienes verduras adicionales, cocinar en la bandeja junto con la carne. Retirar los palillos de dientes y servir.

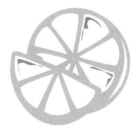

Bomba de tocino, guacamole y pollo

¡Otra bomba deliciosa, esta vez para el almuerzo! ¿Guacamole relleno de pollo y luego envuelto en tocino? A toda madre, ¡cuenten conmigo! Un extra: si te sobra guacamole, úsalo como guarnición en cualquiera de las ensaladas o tacos en este libro, o sumerge algunas tiras de pimiento y cómetelo como refrigerio, o agrega una cucharada a un *omelet*. La verdad, pues, puedes poner guacamole en cualquier cosa, así que te sugiero que dobles la receta y lo mantengas a mano.

RINDE 4 PORCIONES
TIEMPO DE PREPARACIÓN: 15 minutos
TIEMPO DE COCCIÓN: 25 minutos

4 pechugas de pollo deshuesadas y sin piel (de 6 onzas cada una)

1 cucharadita de sal *kosher*

½ cucharadita de pimienta negra recién molida

Guacamole, *receta a continuación*

8 rebanadas finas de tocino

1 cucharada de aceite de oliva

1. Precalentar el horno a 425°F.
2. Colocar el pollo en una tabla de cortar y, con un cuchillo de chef, cortar en la parte más gruesa, haciendo un corte de aproximadamente 3 pulgadas de largo. Hacer pequeños movimientos con el cuchillo para lograr un corte que atraviese aproximadamente tres cuartos del pollo, evitando perforar el otro lado. Sazonar el pollo con la sal y pimienta.
3. Colocar el guacamole en una manga pastelera sin punta e insertar alrededor de 2 cucharadas de guacamole en la hendidura de cada pechuga de pollo. Envolver cada pechuga de pollo con 2 rebanadas de tocino y asegurar con palillos de dientes.
4. En una sartén grande para horno, calentar el aceite a fuego medio. Colocar el pollo en la sartén y dorar cada pechuga por un lado, de 3 a 4 minutos. Voltear las pechugas de pollo, transferir la sartén al horno y hornearlas hasta que el tocino esté crujiente y el pollo esté bien cocido, aproximadamente 20 minutos.

Guacamole

RINDE 1½ TAZAS

2 aguacates, cortados por la mitad, sin
  hueso y pelados
⅓ taza de tomate picado en trozos
¼ taza de cebolla blanca finamente picada
2 cucharadas de cilantro fresco picado
4 cucharaditas de jugo de lima fresco
½ cucharadita de sal *kosher*

En un tazón grande, triturar los aguacates
con un prensador de papas. Agregar el
tomate, la cebolla, el cilantro, el jugo de
lima y la sal y mezclar.

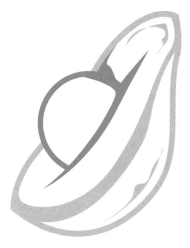

Salteado de camarones

Creo que en otra vida fui asiática. Si me pusieras en una isla desierta y me dijeras que solo puedo elegir un tipo de comida, sin duda diría asiática. Siempre me han intrigado la cultura y la cocina asiáticas, y fácilmente podría alimentarme de comida asiática, cualquiera que sea, desde vietnamita hasta tailandesa y coreana, todos los días por el resto de mi vida. Afortunadamente, a mi esposo Lorenzo también le encanta, ¡tanto que a veces la comemos dos veces al día! En realidad, durante mucho tiempo fui una pescatariana, y mis comidas principales en ese entonces estaban repletas de pescado y camarones, así que este salteado le habla a mi corazón en más de un sentido.

RINDE 1 PORCIÓN
TIEMPO DE PREPARACIÓN: 15 minutos
TIEMPO DE COCCIÓN: 10 minutos

2½ cucharadas de aminoácidos líquidos
1 cucharada de aceite de sésamo tostado
1 cucharadita de sriracha (más si te gusta más picante)
1½ cucharaditas de ajo finamente picado
1½ cucharaditas de jengibre fresco finamente picado
¼ cucharadita de hojuelas de pimienta roja
2 cucharadas de aceite de coco
1 taza de cogollos de brócoli
½ taza de zanahorias cortadas en rodajas
½ libra de camarones grandes (alrededor de 9), pelados y sin venas
2 cucharadas de semillas de cáñamo
1 cucharadita de semillas de sésamo

1. En un tazón pequeño, mezclar los aminoácidos líquidos, el aceite de sésamo, la sriracha, el ajo, el jengibre y las hojuelas de pimienta roja.

2. En una sartén grande, calentar el aceite de coco a fuego medio. Agregar el brócoli y las zanahorias y cocinar hasta que las zanahorias estén tiernas y crujientes, aproximadamente 2 minutos. Agregar los camarones y la salsa y cocinar, revolviendo con frecuencia, hasta que los camarones estén bien cocidos, de 3 a 4 minutos.

3. Agregar las semillas de cáñamo y las semillas de sésamo y mezclar para combinar.

DESAYUNO
Huevos con chorizo (página 58)

DESAYUNO
Aguacate relleno de tocino y queso
(página 59)

DESAYUNO
Fajita frittata (página 61)

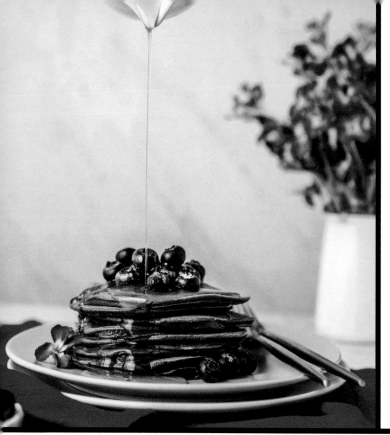

DESAYUNO
Panqueques con chocolate y arándan
(página 65)

DESAYUNO
*Batido de café y especia de
calabaza* (página 77)

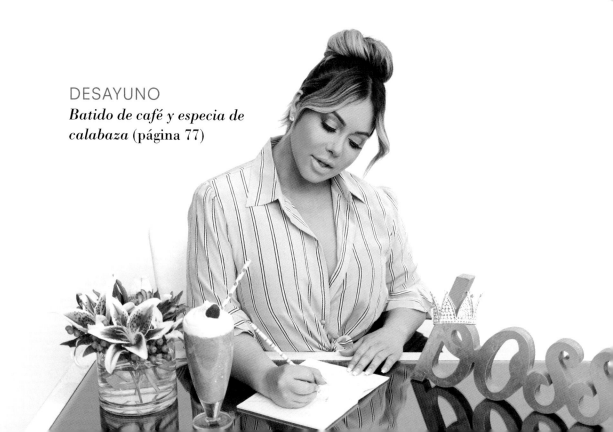

CENA

Ceviche de camarones con tostada
keto (página 120)

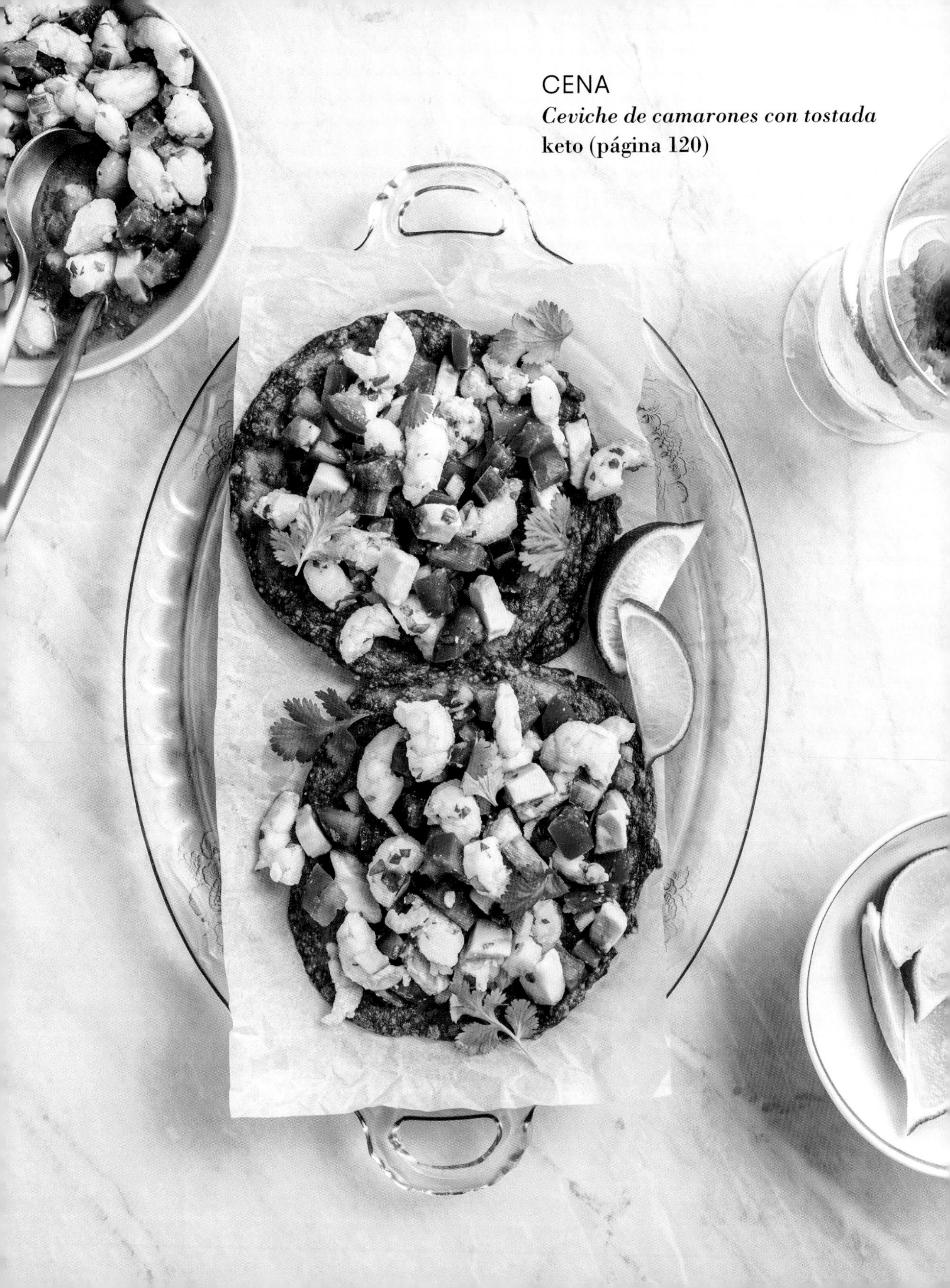

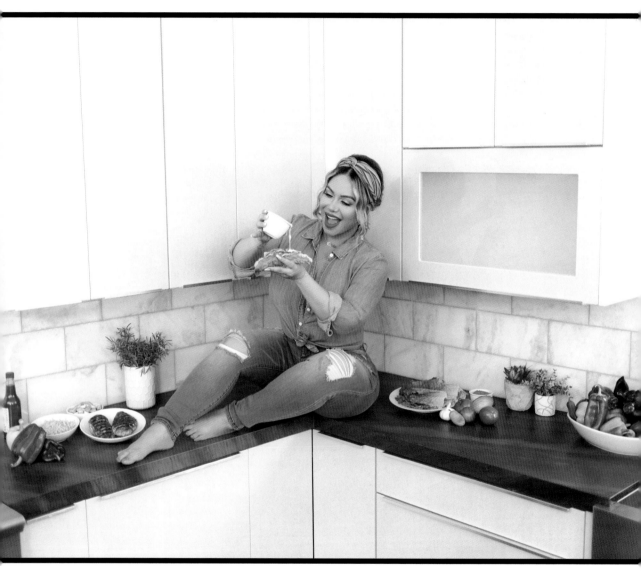

CENA
Tacos Chi-keto de pollo con crema de cilantro (página 115)

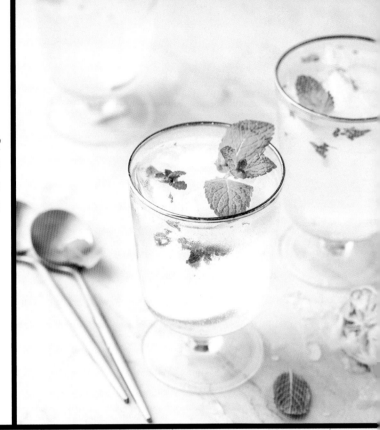

HAPPY HOUR
(LA HORA FELIZ)
Ay mojito, qué rico
(página 147)

HAPPY HOUR
(LA HORA FELIZ)
Paloma blanca
(página 149)

REFRIGERIOS
Pepinos locos
(página 154)

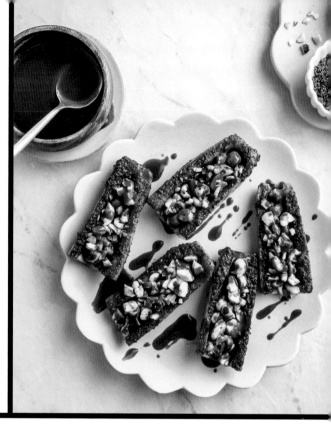

REFRIGERIOS
Fruta del bosque con crema
(página 163)

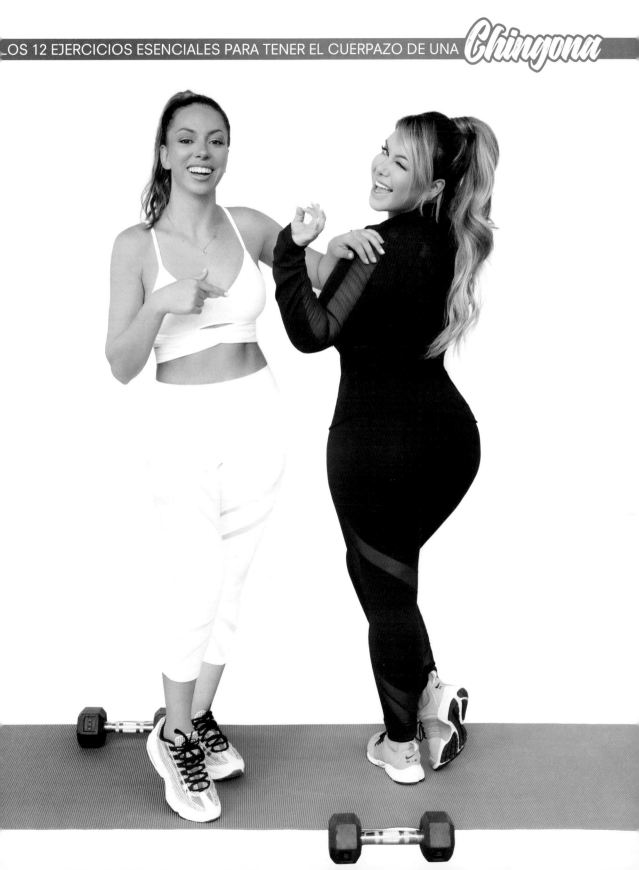

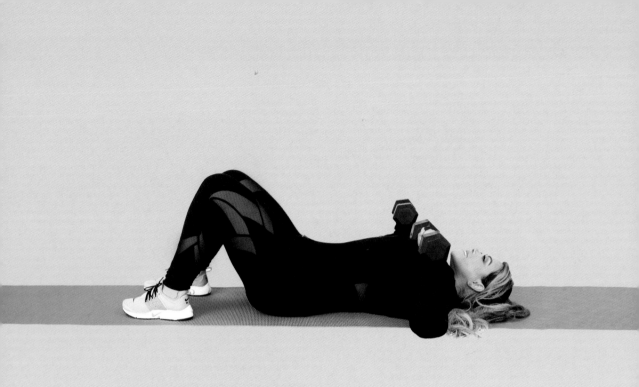

Variación para la semana 3, Entrenamiento 1:
Puente de glúteos a empuje de pecho (página 168)

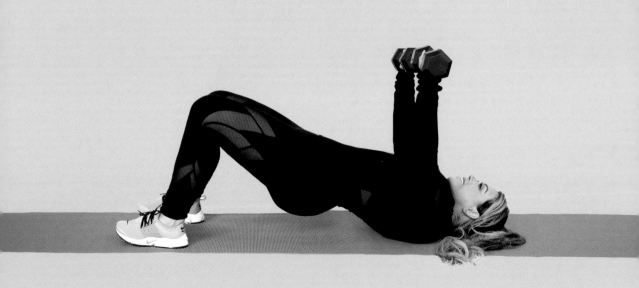

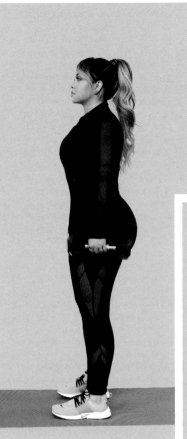

Variación para la semana 2, Entrenamiento 1:
Sentadillas con mancuernas (página 169)

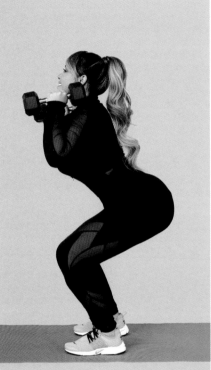

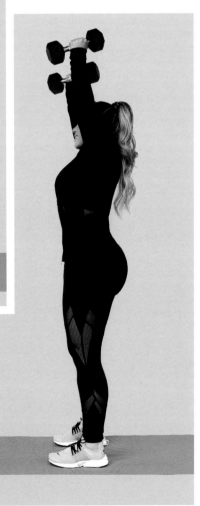

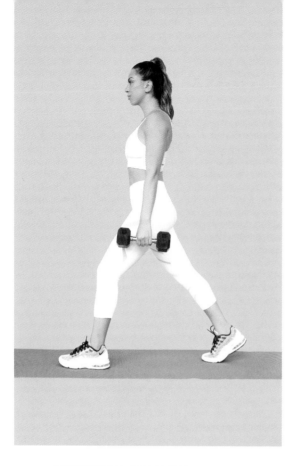

Variación para la semana 3, Entrenamiento 2
De zancadas estáticas a flexiones de bíceps
(página 170)

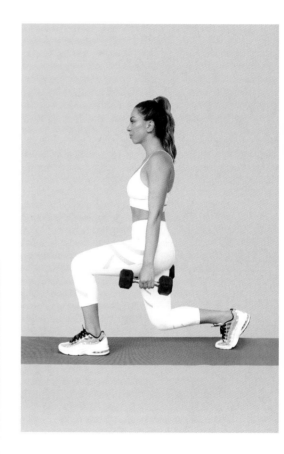

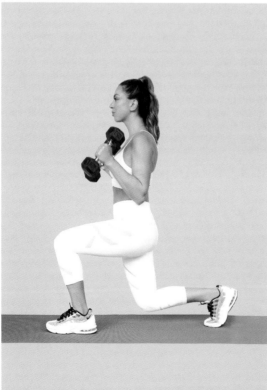

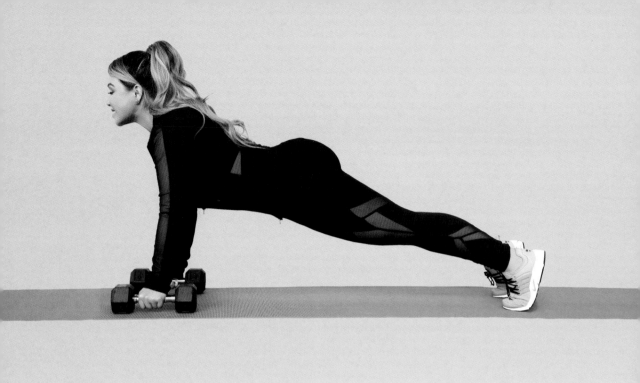

Variación para la semana 3, Entrenamiento 2:
Remo con mancuernas haciendo la plancha (página 172)

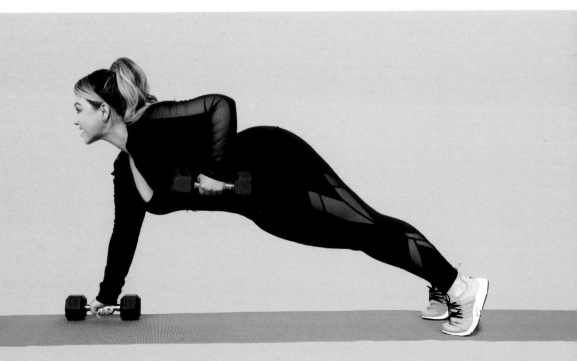

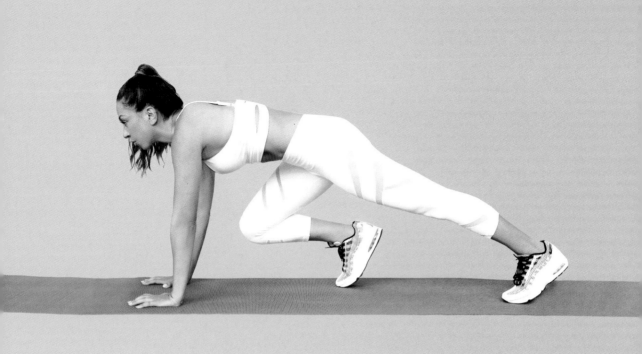

Ejercicio esencial 9: Escaladores de montaña (página 172)

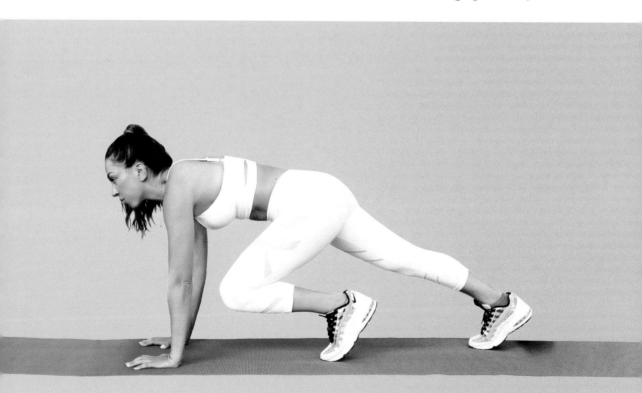

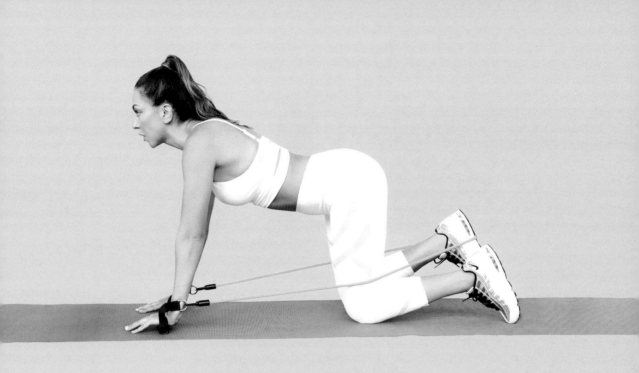

Variación para las semanas 2 y 3, Entrenamiento 3:
Patadas de burro con banda elástica (página 173)

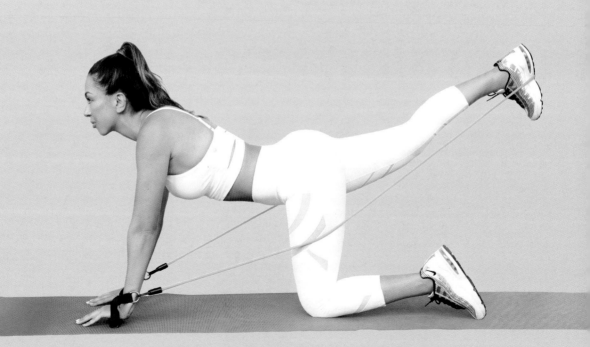

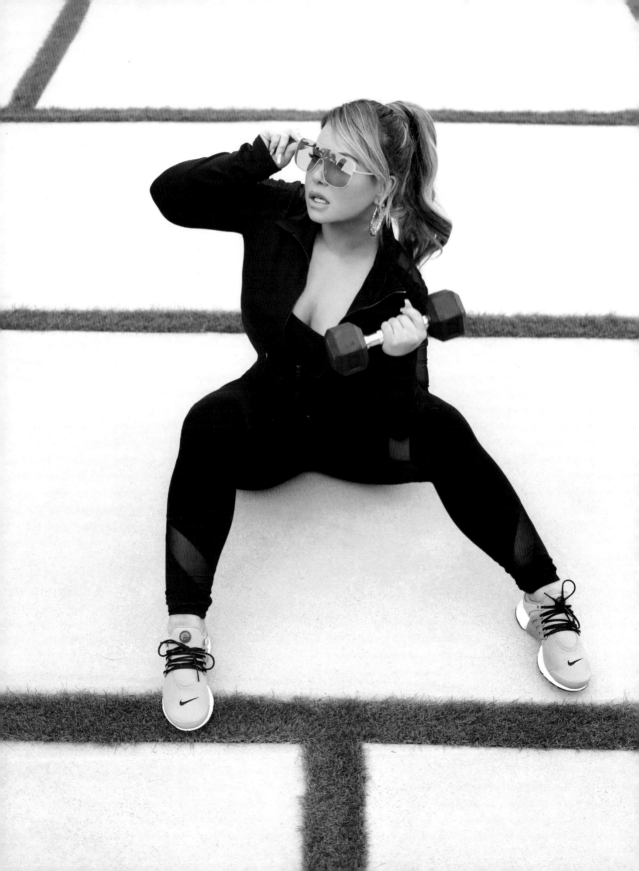

Cena

La cocina es el corazón de mi casa. Es un lugar donde puedo reunirme conmigo misma y con mi familia, agradecer los altibajos y las lecciones aprendidas a través del día, y simplemente relajarme. La hora de la cena es un momento perfecto para bajar el ritmo y cocinar algo delicioso para ti y tus seres queridos, y para reflexionar y celebrar el final de otro día en la tierra. Mis recetas preferidas para la noche son la exquisita Carne a la tampiqueña con calabacín asado (página 133) y mi gran favorita, los Taquitos de pollo (página 141), que me recuerda a mi mamá.

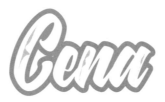

Consejos de chingona

Después de un día largo, a veces todo lo que queremos es relajarnos con una copa de vino con la cena. Está bien. Solo asegúrate de solo tomar una de cinco onzas y elije las variedades más secas, como un Pinot Noir o un Sauvignon Blanc, o incluso una copa de champán. Si eres amante del tequila, como yo, para eso está la sección Happy Hour, reina… (página 145) ¡Salud!

Tacos Chi-keto de pollo con crema de cilantro

¿Ya te dije que amo los tacos? Nunca me canso de ellos, y ahora ya no tengo que perderme los Taco Tuesdays (martes de tacos) con esta cena súper fácil y sencilla. La lechuga toma el lugar de la tortilla y envuelve al jugoso pollo junto con el tomate, la cebolla, el aguacate, el queso y la crema de cilantro. ¿Alguien dijo dieta? No, chula, este es un estilo de vida, y la vida está hecha para llenarla de sabor y alegría como con estos tacos.

RINDE 4 PORCIONES
TIEMPO DE PREPARACIÓN: 15 minutos
TIEMPO PARA MARINAR: 20 minutos a 24 horas
TIEMPO DE COCCIÓN: 10 minutos

1 libra de pechugas de pollo deshuesadas y sin piel

2 cucharadas de condimento para tacos

2 dientes de ajo, finamente picados

1 cucharada de aceite de aguacate, y más para la parrilla

8 hojas de lechuga romana

1 aguacate, cortado por la mitad, sin hueso, pelado y cortado en dados

½ cebolla amarilla mediana, cortada en dados

1 tomate mediano, cortado en dados

2 cucharadas de queso rallado (el que quieras)

Crema de cilantro (página 116)

Salsa picante preferida (opcional)

1. En un tazón grande, mezclar el pollo con el condimento para tacos, el ajo y el aceite. Cubrir y refrigerar durante 20 minutos, o hasta 24 horas.

2. Engrasar ligeramente la rejilla de la parrilla y calentar a fuego medio o calentar una sartén con 1 a 2 cucharadas de aceite a fuego medio. Cortar el pollo en tiras. Asar el pollo hasta que esté bien cocido, aproximadamente 5 minutos por lado. Transferir a una tabla de cortar y cortar en tiras finas.

3. Acomodar la lechuga en una fuente y cubrir con el pollo, el aguacate, la cebolla, el tomate y el queso. Coronar con la crema de cilantro y servir.

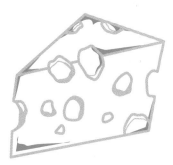

Crema de cilantro

RINDE ¾ TAZA

½ taza de crema mexicana

2 cucharadas de aceite de oliva

1 cucharada de jugo de lima fresco

½ taza cargada de hojas de cilantro

1 jalapeño (sin semillas si deseas menos
   picante)

1 diente de ajo

¼ cucharadita de sal *kosher*

En una licuadora, licuar todos los ingredientes hasta que quede una mezcla
suave.

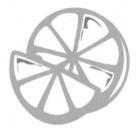

Fajitas a la flor con arroz de coliflor

Uno de mis platos mexicanos preferidos es las fajitas con arroz. Pero el arroz no me cae bien, por lo que encontrar una alternativa era una prioridad. Al principio, estaba un poco escéptica sobre el arroz de coliflor. Siempre tendía a elegir brócoli antes que coliflor, especialmente porque comer cogollos de coliflor enteros al vapor en general me producía mucho gas… hasta que probé el arroz de coliflor. Es súper ligero, y me encanta poder transformarlo en un arroz rojo (la mayoría de las casas mexicanas tienen un arroz rojo listo para acompañar cualquier otra cosa en la estufa) y aun comer algo que tiene una textura similar al arroz sin los incómodos efectos secundarios.

RINDE 4 PORCIONES

TIEMPO DE PREPARACIÓN: 15 minutos

TIEMPO DE COCCIÓN: 25 minutos

Para el pollo

2 cucharadita de chile en polvo

2 cucharaditas de pimentón ahumado

1 cucharadita de comino molido

1 cucharadita de ajo en polvo

2 cucharadas más 1 cucharadita de aceite de aguacate

5 cucharaditas de jugo de lima fresco y más para servir

1 libra de pechugas de pollo deshuesadas y sin piel (de 6 onzas cada una), cortadas ½ pulgada de grosor transversalmente

2 cucharadas de mantequilla ecológica

1 cebolla amarilla mediana, cortada por la mitad y en rodajas finas

1 pimiento rojo mediano, cortado en tiras finas

1 pimiento verde mediano, cortado en tiras finas

1 pimiento amarillo mediano, cortado en tiras finas

Sal *kosher* al gusto

Para el arroz de coliflor

⅔ taza de caldo de pollo

1 taza de tomates cortados en dados, frescos o enlatados

¼ cebolla amarilla mediana, cortada en dados

1 jalapeño con las semillas, finamente picado

3 cucharadas de condimento para tacos

12 onzas de arroz de coliflor fresco o descongelado

2 tazas de queso *sharp cheddar* rallado

½ taza de crema agria

½ aguacate, cortado por la mitad, sin hueso, pelado y cortado en rodajas

1. *Para el pollo:* en un tazón pequeño, combinar el chile en polvo, el pimentón, el comino y el ajo en polvo.

2. En un tazón grande, mezclar 2 cucharadas de aceite, el jugo de lima y 5 cucharaditas de la mezcla de especias. Agregar el pollo y revolver para recubrir.

3. En una sartén antiadherente grande, calentar la mantequilla y la cucharadita de aceite restante a fuego medio. Agregar la cebolla y cocinar, revolviendo ocasionalmente, hasta que esté tierna y crujiente, aproximadamente 3 minutos. Agregar los pimientos y la mezcla de especias restante y cocinar, revolviendo ocasionalmente, hasta que estén tiernos y crujientes, aproximadamente 5 minutos. Transferir a un tazón.

4. Agregar el pollo a la sartén, sazonar con sal y saltear hasta que esté bien cocido, de 3 a 4 minutos.

5. *Para el arroz de coliflor:* En una sartén grande, hervir el caldo, los tomates, la cebolla, el jalapeño y el condimento para tacos a fuego medio. Agregar el arroz de coliflor, reducir el fuego a medio-bajo, tapar y cocinar hasta que la coliflor esté tierna, de 7 a 10 minutos.

6. Agregar 1½ tazas de queso, colocar nuevamente la tapa y dejar reposar hasta que el queso se derrita, aproximadamente 1 minuto. Dividir el arroz de coliflor en cuatro platos, agregar la mezcla de pollo, la crema agria, la ½ taza de queso restante, el aguacate y una pizca de jugo de limón y servir.

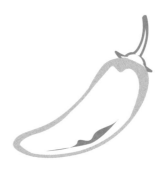

Nacho-chingona

Los nachos son la neta. Son súper fáciles de hacer, te sacian y también son una clásica comida chatarra. Antes me los comía como aperitivo antes del plato principal. Por suerte, mi estilo de vida Chi-keto me ha enseñado a comer menos sin dejar de estar cómodamente satisfecha. Es por eso que ahora considero a este plato como principal y no un simple tentempié. Nacho-chingona no solo me ayuda a satisfacer este antojo particular, también me hace sentir que aún puedo divertirme con mi comida, y eso no tiene precio.

RINDE 2 PORCIONES
TIEMPO DE PREPARACIÓN: 10 minutos
TIEMPO DE COCCIÓN: 30 minutos

1 cabeza grande de coliflor (alrededor de 2½ libras), sin tallo y picada en trozos

3 cucharadas de aceite de oliva

¾ cucharadita de comino molido

¾ cucharadita de pimentón

¾ cucharadita de sal *kosher*

½ cucharadita de chile en polvo

½ cucharadita de ajo en polvo

1 taza de queso Colby Jack rallado

2 cucharaditas de mantequilla clarificada

2 chorizos frescos dulces o picantes, sin piel

Guarniciones
Salsa
Guacamole (página 111)
Jalapeños en escabeche cortados en rodajas
Crema agria

1. Precalentar el horno a 450°F.

2. En una bandeja para horno, mezclar la coliflor con el aceite, el comino, el pimentón, la sal, el chile en polvo y el ajo en polvo hasta que esté bien recubierta. Hornear, revolviendo ocasionalmente, hasta que la coliflor esté tierna, aproximadamente 25 minutos. Esparcir el queso sobre la coliflor, regresar la bandeja al horno y hornear hasta que el queso se derrita, unos 5 minutos más.

3. Mientras tanto, en una sartén pequeña, calentar la mantequilla clarificada a fuego medio. Agregar los chorizos, desmenuzándolos con un tenedor y cocinar, revolviendo ocasionalmente, hasta que estén bien cocidos, aproximadamente 3 minutos.

4. Esparcir los chorizos sobre la coliflor y servir con las guarniciones que se desee.

Ceviche de camarones con tostada keto

Cuando regreso de la playa con la arena pegada a los dedos de los pies y la piel calentita por los rayos del sol, uno de mis almuerzos favoritos es un ceviche refrescante. Esto me recuerda a un día de verano en la playa pero con un toque mexicano, porque los jugosos camarones desbordan de sabor a lima y el crujido de la tostada de *mozzarella* lo es todo.

RINDE 2 PORCIONES
TIEMPO DE PREPARACIÓN: 10 minutos
TIEMPO DE MARINADA: 15 minutos
TIEMPO DE COCCIÓN: 10 minutos

½ taza de jugo de naranja fresco (de 2 a 3 naranjas para jugo)

6 cucharadas de jugo de lima fresco (de 2 a 3 limas)

6 cucharadas de jugo de limón fresco (de 2 limones)

1 libra de camarones grandes cocinados (alrededor de 18), cortados en tercios transversalmente

3 tomates perita, cortados en dados

½ taza de cilantro fresco picado

¼ taza de cebolla morada finamente picada

2 chiles serranos, sin semillas y finamente picados (4 cucharaditas)

1 aguacate, cortado por la mitad, sin hueso, pelado y cortado en dados

Sal *kosher* al gusto

Tostadas de *mozzarella* (página 82)

1. En un tazón pequeño, mezclar los jugos de naranja, lima y limón. Transferir la mitad a un tazón grande, agregar los camarones y revolver para recubrir. Dejar reposar durante 15 minutos.

2. Agregar los tomates, el cilantro, la cebolla y los chiles; mezclar para combinar. Agregar la mezcla de jugo restante y el aguacate, sazonar con sal y revolver suavemente para combinar. Servir con tostadas de *mozzarella*.

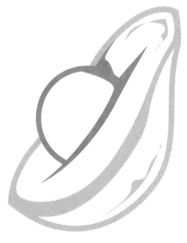

Pollo a la plancha con ensalada de rúcula, limón y parmesano

¿Recuerdas el pollo mega insípido que dije odiar en la introducción? Como podrás imaginarte, pues, no pienso hacerte sufrir eso aquí. Este es un pollo a la parrilla que realmente vas a tener ganas de comer. Y la combinación de ensalada de rúcula, limón y parmesano es una delicia y súper saludable.

RINDE 4 PORCIONES
TIEMPO DE PREPARACIÓN: 10 minutos
TIEMPO DE MARINADA: 3 horas o hasta toda la noche
TIEMPO DE COCCIÓN: 6 minutos

4 pechugas de pollo deshuesadas y sin piel (de 6 onzas cada una)

1½ tazas de cebolla amarilla picada

4 cebolletas, cortadas en rodajas finas

7 dientes ajo, machacados y pelados

¾ taza de cerveza negra

2¾ cucharaditas de comino molido

½ cucharadita de sal *kosher*

¼ cucharadita de pimienta negra recién molida

¼ cucharadita de achiote molido

Aceite de oliva

1 cucharada de jugo de limón fresco

2 tazas de rúcula

2 cucharadas de queso parmesano rasurado

1. Con un mazo o el fondo de una sartén pesada, golpear las pechugas de pollo hasta obtener un grosor de ½ pulgada.

2. En una licuadora, procesar la cebolla, la cebolleta, el ajo, la cerveza, el comino, la sal, la pimienta y el achiote hasta que quede una mezcla suave. Transferir a un tazón poco profundo, agregar el pollo y revolver para recubrirlo. Cubrir y refrigerar al menos 3 horas, o hasta toda la noche.

3. Engrasar ligeramente las rejillas de la parrilla y calentar a fuego medio. Asar el pollo, girándolo una vez, hasta que esté bien cocido, de 2 a 3 minutos por lado. (Si no tienes una parrilla, usa una sartén-parrilla o una sartén común).

4. En un tazón mediano, mezclar 2 cucharaditas de aceite de oliva y el jugo de limón. Agregar la rúcula, revolver y coronar con el queso parmesano. Servir junto con el pollo.

Salmón al horno con crema de lima y espárragos

Por mucho que ame los mariscos, si te soy sincera, el salmón no es mi primera opción. Sin embargo, sé lo increíble que es para la salud y cómo nos sacia, así que es importante incluirlo en nuestras vidas cotidianas y en este libro, ¡especialmente para todas las amantes del salmón! Al ser una proteína repleta de maravillosas grasas saludables, el salmón es la comida perfecta para la dieta *keto*. Agrega los espárragos y tendrás una comida perfectamente equilibrada que te mantendrá saciada y feliz.

RINDE 4 PORCIONES
TIEMPO DE PREPARACIÓN: 15 minutos
TIEMPO DE MARINADA: 10 minutos
TIEMPO DE COCCIÓN: 15 minutos

½ taza de crema mexicana

½ cucharadita de ralladura fina de cáscara de lima

4 cucharaditas de jugo de lima fresco

¼ taza de cilantro finamente picado

2 cebolletas, cortadas en rodajas finas (alrededor de ¼ taza)

1 cucharadita de sal *kosher*

1 cucharadita de chile en polvo

1 diente de ajo, finamente picado

2 cucharadas de aceite de oliva

4 filetes de salmón con la piel (de 5 onzas cada uno)

1 manojo de espárragos (alrededor de 1 libra), sin la parte dura de los tallos, cortados en pedazos de 1 pulgada

1 cucharadita de pimentón ahumado

½ cucharadita de ajo en polvo

2 cucharadas de vinagre de vino tinto

1. En un tazón pequeño, mezclar la crema, la ralladura de lima, 2 cucharaditas de jugo de lima, el cilantro, las cebolletas y ½ cucharadita de sal.

2. En otro tazón pequeño, combinar el chile en polvo, el ajo, 1 cucharada de aceite, las 2 cucharaditas restantes de jugo de limón y ¼ de cucharadita de sal. Colocar la mezcla sobre los lados sin piel del salmón y dejar reposar durante 10 minutos.

3. Precalentar el horno a 450°F.

4. Colocar el salmón con la piel hacia abajo en una pequeña bandeja para horno o en una sartén para horno y cocinar al punto deseado, aproximadamente 10 minutos para el punto medio (el tiempo variará dependiendo del grosor del pescado). Transferir a una fuente de servir.

5. Mientras tanto, en una sartén grande, calentar la cucharada de aceite restante a fuego medio-alto. Agregar los espárragos y 2 cucharadas de agua y cocinar, revolviendo con frecuencia, hasta que estén casi tiernos, aproxima-

damente 4 minutos (el tiempo variará dependiendo del grosor de los espárragos).

6. Agregar el pimentón, el ajo en polvo y ¼ de cucharadita de sal y cocinar hasta que estén tiernos y crujientes, aproximadamente 1 minuto.

7. Agregar el vinagre, revolver para recubrir y transferir los espárragos a la fuente con el salmón. Colocar la salsa sobre el salmón y servir.

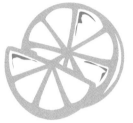

Pollo frito con puré de coliflor y ajo

Cuando me está por llegar el período, o ya me ha llegado, se me antoja más que nunca la comida frita. Por eso me encanta esta alternativa. Me calma el antojo de la comida frita que necesito, sin las calorías ni la hinchazón adicionales, ¡y sabes que lo último que necesitamos es estar aún más hinchadas en ese momento! También recurro a esta receta los días que vemos deportes en familia así, mientras los demás se devoran sus pizzas y pollos fritos, yo no me siento excluida.

RINDE 2 PORCIONES (2 pedazos de pollo y 1 taza de puré de coliflor y ajo por porción)

TIEMPO DE PREPARACIÓN: 25 minutos

TIEMPO DE COCCIÓN: 40 minutos

Spray para cocinar

4 onzas de chicharrones

1½ cucharaditas de tomillo seco

1⅛ cucharaditas de pimienta negra recién molida al gusto

1 cucharadita de sal kosher

1 cucharadita de orégano seco

1 cucharadita de pimentón ahumado

1½ cucharaditas de ajo en polvo

1 huevo grande

¼ taza de mayonesa

3 cucharadas de mostaza Dijon

4 piernas de pollo sin piel (de 10 onzas cada una), con el muslo separado de la pierna

1 diente de ajo, machacado

1 cabeza de coliflor, cortada en pequeños cogollos

½ taza de half and half (mitad leche y mitad crema)

½ taza de queso cheddar rallado

1 cucharada de queso crema

1 cucharada de mantequilla ecológica

Cebolletas, para decorar (opcional)

1. Precalentar el horno a 400°F. Colocar una rejilla dentro de una bandeja para horno grande. Rociar la rejilla con spray para cocinar.

2. En un procesador de alimentos, procesar el chicharrón junto con el tomillo, 1 cucharadita de pimienta, ½ cucharadita de sal, el orégano, el pimentón ahumado y ½ cucharadita de ajo en polvo. Transferir a un plato grande.

3. En un tazón grande, batir ligeramente el huevo con la mayonesa y la mostaza Dijon.

4. Sumergir cada trozo de pollo primero en la mezcla de huevo y mayonesa, luego en la mezcla de chicharrón, dando palmaditas para recubrir completamente. Colocar el pollo sobre la rejilla y hornear hasta que esté bien cocido, aproximadamente 40 minutos.

5. Mientras tanto, en una sartén grande, hervir ½ taza de agua, el ajo, la ½ cucharadita restante de sal y la ⅛ cucharadita de pimienta. Agregar la coliflor, cubrir y cocinar a fuego medio hasta que esté bien tierna, aproximadamente 15 minutos. Drenar el agua restante.

6. Agregar la *half and half,* el queso *cheddar*, el queso crema, la mantequilla y la cucharada restante de ajo en polvo a la sartén, cubrir y cocinar a fuego medio-bajo hasta que el queso se derrita, aproximadamente 2 minutos. Con un prensador de papas, pisar la coliflor a la consistencia deseada. Coronar con la cebolleta, si se desea, y servir.

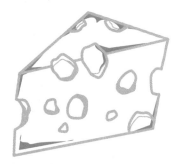

Fideos cremosos con pollo y tomates

Me encanta todo sobre la comida italiana… ¡en especial la pasta! Es mi comida reconfortante. Comencé a comerla con mi primer novio cuando yo tenía más o menos diecinueve años. Le encantaba la pasta, por eso fue él quien me presentó la lasaña y los fideos moñitos. Esa comida era tan importante para nosotros que nuestra salida favorita era ir a Olive Garden. Aunque sé que no me hace bien, igual podría comer pasta todos los santos días. Por eso tener una alternativa sana me resulta taaan importante. Y cuando se me antoja mucho, simplemente me doy el gusto comiendo una buena pasta de verdad en mi día de placer.

RINDE 1 PORCIÓN
TIEMPO DE PREPARACIÓN: 10 minutos
TIEMPO DE COCCIÓN: 12 minutos

1 cucharada de mantequilla ecológica

1 pechuga de pollo (6 onzas), cortada en trozos de ½ pulgada

1 cucharada de aceite de aguacate

2 dientes de ajo, pasados por una prensa de ajo o finamente picados

8 onzas de fideos de calabacín empaquetados o frescos (alrededor de 2 calabacines)

4 onzas de queso crema, ablandado y cortado en trozos pequeños

2 cucharadas de crema

½ taza de tomates deshidratados en aceite, picados en trozos

¼ cucharadita de orégano seco

¾ cucharadita de sal *kosher*

¼ cucharadita de pimienta negra recién molida

2 cucharadas de queso parmesano rallado

2 cucharadas de albahaca fresca picada

1. En una sartén antiadherente grande, calentar la mantequilla a fuego medio y saltear el pollo hasta que esté bien cocido, aproximadamente 4 minutos. Con una espumadera, retirar el pollo y colocarlo en un tazón.

2. Agregar el aceite a la sartén y cocinar el ajo y los fideos de calabacín, revolviendo con frecuencia, hasta que los fideos estén tiernos, aproximadamente 3 minutos.

3. Agregar el queso crema y la crema y cocinar, revolviendo frecuentemente, hasta que el queso crema se derrita, aproximadamente 2 minutos.

4. Agregar el pollo, los tomates deshidratados, el orégano, la sal y la pimienta y cocinar hasta que esté todo bien caliente, aproximadamente 3 minutos. Transferir a un plato o un tazón poco profundo y cubrir con queso parmesano y albahaca.

Salteado de verduras con chorizo de pollo

Cuando se me antoja el desayuno a la hora de cenar, recurro a esta receta. El chorizo combinado con las verduras bajas en carbohidratos y el queso derretido son para morirse. Es fácil de hacer, nutritivo y abundante. ¡Haz el cambio y prepáralo para el desayuno algún día también!

RINDE 2 PORCIONES
TIEMPO DE PREPARACIÓN: 10 minutos
TIEMPO DE COCCIÓN: 20 minutos

2 cucharadas de mantequilla clarificada con ajo

2 chorizos frescos de pollo (de alrededor de 2¾ onzas cada uno)

½ cebolla morada pequeña, cortada en trozos de ½ pulgada

1 diente de ajo, finamente picado

1 calabacín (4 onzas) pequeño, cortado a lo largo por la mitad y luego en rodajas finas

½ pimiento rojo pequeño, cortado en trozos de ½ pulgada

6 hongos *cremini*, cortados en rodajas

½ cucharadita de condimento italiano

½ cucharadita de hojuelas de pimienta roja

Sal marina y pimienta negra recién molida, al gusto

2 cucharadas de queso parmesano rallado

1. En una sartén grande, calentar la mantequilla clarificada a fuego medio. Agregar el chorizo de pollo y cocinar hasta que esté bien cocido, aproximadamente 7 minutos. Retirar a una tabla de cortar y, cuando esté lo suficientemente frío como para manejar, cortar en rodajas finas.

2. Agregar la cebolla y el ajo a la sartén y saltear hasta que estén tiernos y crujientes, aproximadamente 7 minutos.

3. Agregar el chorizo, el calabacín, el pimiento, los hongos, el condimento italiano, las hojuelas de pimienta roja, la sal y la pimienta negra y cocinar hasta que las verduras estén bien cocidas, aproximadamente 5 minutos. Dividir entre 2 platos, espolvorear el queso por encima y servir.

Tazón de enchilada de pollo

Cuando vivíamos en Compton, California, mi madre solía hacerme enchiladas cada vez que las deseaba. Por eso, cuando como este plato saludable y reconfortante, inmediatamente pienso en ella y me hace sonreír el alma.

RINDE DE 2 A 3 PORCIONES
TIEMPO DE PREPARACIÓN: 15 minutos
TIEMPO DE COCCIÓN: 12 minutos

1 cucharada de aceite de oliva

2 pechugas de pollo deshuesadas y sin piel (de 6 onzas cada una), cortadas en trozos de 1 pulgada

¾ taza de salsa roja para enchiladas

1 lata (de 4 onzas) de chiles verdes picados

¼ taza de cebolla amarilla picada

1 taza de arroz de coliflor

1 taza de lechuga romana picada

Guarniciones

½ aguacate, sin hueso, pelado y cortado en dados

1 jalapeño, finamente picado (sin semillas si deseas menos picante)

2 cucharadas de queso *cheddar* rallado

½ tomate perita, cortado en dados

1 cucharada de crema agria

1. En una sartén grande, calentar el aceite a fuego medio y cocinar el pollo hasta que esté ligeramente dorado pero no cocido del todo, aproximadamente 3 minutos.

2. Agregar la salsa de enchilada, los chiles, la cebolla y ¼ de taza de agua y cocinar a fuego lento. Cubrir y cocinar hasta que el pollo esté bien cocido, aproximadamente 3 minutos.

3. Mientras tanto, colocar el arroz de coliflor en una olla a vapor sobre una sartén con agua hirviendo, cubrir y cocinar al vapor hasta que la coliflor esté tierna, aproximadamente 5 minutos.

4. En un tazón mediano, mezclar la lechuga con la coliflor al vapor y el pollo y la salsa. Servir con tu elección de guarniciones.

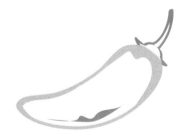

Carne asada con chimichurri envuelta en lechuga

Me encanta cuando diferentes culturas latinas se unen para crear un plato delicioso como este. La combinación de la carne asada de México y el chimichurri de Argentina es tan buena que, en cuanto pruebes esta receta, te enganchará.

RINDE 4 PORCIONES
TIEMPO DE PREPARACIÓN: 10 minutos
TIEMPO DE MARINADA: 2 horas o hasta toda la noche
TIEMPO DE COCCIÓN: 12 minutos

2 cucharadas de aceite de aguacate

2 cucharadas de cilantro picado

1 cucharada de jugo de lima fresco

1 cucharada de vinagre de manzana

1 cucharadita de ajo finamente picado

1 cucharadita de comino molido

1 cucharadita de orégano seco

1 cucharadita de sal *kosher*

½ cucharadita de pimienta de cayena

½ cucharadita de pimienta negra recién molida

1 libra de bistec de falda

Hojas de lechuga manteca

Chimichurri (página 130)

1. En un tazón mediano, mezclar el aceite, el cilantro, el jugo de lima, el vinagre, el ajo, el comino, el orégano, la sal, la pimienta de cayena y la pimienta negra. Transferir la marinada a una fuente de horno poco profunda lo suficientemente grande como para contener el bistec. Agregar el bistec, cubrir y refrigerar, volteándolo varias veces, durante al menos 2 horas, o hasta toda la noche.

2. Retirar el bistec del refrigerador 30 minutos antes de cocinar y dejar que alcance la temperatura ambiente.

3. Calentar una parrilla a fuego medio y engrasar ligeramente las rejillas. Levantar el bistec de la marinada y desechar la marinada. Cocinar el bistec hasta que alcance el grado de cocción deseado, aproximadamente 6 minutos por lado para un punto medio. (No hagas esto adentro con una sartén porque humeará). Transferir el bistec a una tabla de cortar y dejar enfriar durante 10 minutos antes de cortarlo. Acomodar la lechuga en una fuente, cubrir con el bistec, rociar con el chimichurri y servir.

Chimichurri

· taza de perejil picado
4 dientes de ajo, picados en trozos
⅓ taza de aceite de oliva
¼ taza de vinagre de vino tinto
1 cucharadita de ralladura fina de limón
1 cucharadita de orégano seco
1 cucharadita de hojuelas de pimienta
   roja
½ cucharadita de sal *kosher*

En una licuadora, procesar todos los ingredientes hasta que estén bien combinados, pero no licuados.

Costillas de puerco en adobo con ensalada de nopales

El primer vegetal del que me enamoré de niña fue el nopal, gracias a mi abuela. Ella solía saltear los nopales con carne y chiles rojos o los agregaba a unos huevos revueltos y los servía para el desayuno, siempre explicándome lo buenos que eran para mi salud y mi digestión. Desde ese momento en adelante, me encantaron. Hoy en día los puedo comer con todo, incluidas estas costillas, o solos con un toque de limón y una pizca de sal.

RINDE 4 PORCIONES
TIEMPO DE PREPARACIÓN: 15 minutos
TIEMPO DE COCCIÓN: 3 horas

Para el adobo y las costillas
2½ cucharaditas de sal *kosher*
2½ cucharaditas de pimentón
1½ cucharaditas de comino molido
1½ cucharaditas de Tajín
1 cucharadita de orégano
1 cucharadita de ajo en polvo
¾ cucharadita de pimienta negra recién molida
½ cucharadita de tomillo
½ cucharadita de canela molida
2½ libras de costillas de puerco

1. Precalentar el horno a 300°F.
2. En un tazón pequeño, combinar todos los ingredientes del adobo y usarlo para frotar ambos lados de las costillas. Envolver las costillas firmemente en papel de aluminio, colocarlas en una asadera y hornear hasta que estén tiernas, aproximadamente 2 horas.
3. Desenvolver las costillas, desechar el papel de aluminio y colocar las costillas nuevamente en la asadera. Cubrir con la salsa (receta a continuación) y hornear hasta que la salsa esté bien caliente, unos 25 minutos.

(continúa)

Para la salsa

4 chiles guajillo, sin semillas

2 chiles ancho, sin semillas

1 cucharadita de semillas de comino o
  ½ cucharadita de comino molido

1 cucharadita de orégano mexicano

1 cucharadita de tomillo seco

½ cucharadita de granos de pimienta
  negra

1 hoja de laurel

¼ taza de vinagre blanco destilado

1 pulgada de canela en rama ablandada

2 dientes de ajo, pelados

1 cucharadita de sal *kosher*

1 taza de caldo de pollo

1. En una sartén grande y seca, calentar los chiles durante unos segundos a fuego medio. Transferir a un recipiente con agua caliente y dejarlos en remojo hasta que se ablanden, aproximadamente 20 minutos.

2. Sacar los chiles del agua caliente, transferir a una licuadora y procesar con el comino, el orégano, el tomillo, los granos de pimienta, la hoja de laurel, el vinagre, la canela, el ajo, la sal y el caldo de pollo hasta obtener una mezcla suave.

Para los nopales

1 libra de nopales, limpios

2 tomates perita, cortados en dados

1 cebolla blanca pequeña, finamente
  picada

1 taza de cilantro picado

6 cucharadas de jugo de limón

2 cucharadas de aceite de oliva

6 onzas de queso fresco

½ cucharadita de sal *kosher*

1. Con guantes de plástico y con un cuchillo afilado, raspar o pelar las espinas de los nopales. Colocar los nopales en una tabla de cortar, recortar aproximadamente ¼ de pulgada de los lados y la base, y cortarlos en trozos de ¼ × ½ pulgada.

2. Colocar los nopales en una olla grande y cubrir con agua fría. Llevar a ebullición a fuego alto, luego reducir el fuego a medio y cocinar, quitando el limo que sube a la superficie. Cocinar hasta que los nopales estén tiernos y ya no estén viscosos, aproximadamente 10 minutos. Escurrir y colocar bajo un chorro de agua fría.

3. En un tazón mediano, mezclar los nopales enfriados y escurridos, los tomates, la cebolla, el cilantro, el jugo de limón, el aceite, el queso desmenuzado y la sal. Servir junto a las costillas y la salsa.

Carne a la tampiqueña con calabacín asado

La carne a la tampiqueña es un plato mexicano muy popular en los restaurantes. Con esta receta tienes la oportunidad de hacer una versión *keto* casera y compartirla con tu familia y amigos a la hora de cenar, y así, también, les das la oportunidad para apoyar tu nuevo estilo de vida.

RINDE 4 PORCIONES
TIEMPO DE PREPARACIÓN: 20 minutos
TIEMPO DE MARINADA: 30 minutos o hasta toda la noche
TIEMPO DE COCCIÓN: 25 minutos

1 libra de falda de ternera
½ cucharadita de pimienta negra recién molida
½ cucharadita de sal de ajo
1 chile pasilla
4 cucharadas de aceite de oliva
1 cebolla blanca mediana, cortada por la mitad y en rodajas finas
4 calabacines, cortados por la mitad a lo largo y en rodajas de ½ pulgada de grosor
1 cucharadita de sal *kosher*
½ cucharadita de chile en polvo
½ cucharadita de ajo en polvo
⅛ cucharadita de pimienta de cayena
1 cucharada de jugo de lima fresco
Queso Cotija desmenuzado, para decorar
Cilantro fresco, para decorar

1. Con un mazo o el fondo de una sartén pesada, golpear la carne hasta obtener un grosor de ¼ de pulgada. Cortar la falda en tiras largas y espolvorear con ¼ de cucharadita de pimienta negra y la sal de ajo.

2. En una sartén pequeña, tostar el chile pasilla sobre fuego medio por 2 minutos. Transferir a un recipiente con agua tibia y dejar reposar hasta que se ablande, aproximadamente 10 minutos. Retirar las semillas y cortar el chile en tiras largas.

3. En una sartén pequeña, calentar 1 cucharada de aceite a fuego medio. Agregar la cebolla y el chile pasilla y saltear hasta que la cebolla esté tierna y crujiente, aproximadamente 2 minutos.

4. En un tazón mediano, mezclar la falda con la mezcla de cebolla y pasilla y una cucharada del aceite restante. Cubrir y refrigerar al menos 30 minutos, o hasta toda la noche.

5. Precalentar el horno a 450°F. Forrar una bandeja para horno con papel para hornear.

6. Mezclar el calabacín con las 2 cucharadas restantes de aceite, la sal, el chile en polvo, el ajo en polvo, el ¼ de cucharadita de pimienta negra restante y la pimienta de cayena. Transferir a la bandeja preparada y hornear hasta que esté tierno, unos 20 minutos. Rociar con el jugo de lima y decorar con queso y cilantro.

7. Calentar una parrilla o sartén-parrilla a fuego medio, engrasar ligeramente y cocinar la falda junto con la mezcla de cebolla y pasilla, durante aproximadamente 30 segundos por lado para que quede jugoso. Servir con el calabacín.

Filete de pescado con ensalada de pepinos y queso

No existe un plato más veraniego que una ensalada de pepino y queso acompañando a un filete de pescado. Este es un plato refrescante, nutritivo y ligero, perfecto para climas más cálidos o para esas noches en las que no sientes la necesidad de una comida más pesada. Si tu supermercado no tiene queso Cotija, puedes usar queso feta como sustituto para obtener el mismo toque desmenuzado, suave y salado que hace que esta ensalada sea tan especial.

RINDE 2 PORCIONES
TIEMPO DE PREPARACIÓN: 10 minutos
TIEMPO DE COCCIÓN: 10 minutos

2 pepinos persas (mini), cortados en rodajas finas

1½ cucharaditas más ¼ taza de aceite de oliva

2 cucharadas de queso Cotija rallado

2 cucharaditas de jugo de limón fresco

1 cucharadita de albahaca seca

1 cucharadita de sal *kosher*

4 cucharaditas de jugo de lima fresco

1 cucharadita de orégano seco

1 cucharadita de chile en polvo

1 cucharadita de ajo en polvo

½ cucharadita de pimienta negra recién molida

2 filetes de tilapia (de 6 onzas cada uno)

6 dientes de ajo, pelados y machacados

1. En un tazón mediano, mezclar los pepinos con 1½ cucharaditas de aceite, el queso, el jugo de limón, la albahaca y ¼ de cucharadita de sal.

2. En un tazón grande, mezclar el jugo de lima, el orégano, el chile en polvo, el ajo en polvo, los ¾ de cucharadita de sal restantes y la pimienta. Agregar el pescado, volteando para recubrir.

3. En una sartén grande, calentar el ¼ de taza de aceite restante a fuego medio-bajo. Agregar el ajo y cocinar hasta que esté ligeramente dorado, de 3 a 4 minutos. Retirar el ajo con una espumadera y desecharlo.

4. Subir el fuego a medio, agregar el pescado y cocinar hasta que esté completamente cocido, aproximadamente de 3 a 4 minutos por lado. Dividir el pescado entre dos platos y servir con la ensalada de pepinos.

Camarones a la diabla con ensalada mexicana de col rizada

Los camarones picantes son lo mejor del mundo para Lorenzo y para mí. Cada vez que vamos a un restaurante de mariscos, siempre pedimos camarones a la diabla. Cualquier tipo de marisco con un toque picante nos hace felices. Cuando era pescetariana, comía este plato muchísimo, pero en ese entonces lo acompañaba con arroz. Ahora lo cambiamos por esta ensalada mexicana refrescante de col rizada que disfruto sabiendo que estoy alimentando mi cuerpo con una comida sana que encima sabe increíble.

RINDE 2 PORCIONES
TIEMPO DE PREPARACIÓN: 15 minutos
TIEMPO DE COCCIÓN: 30 minutos

2 tomates medianos

6 cucharadas de aceite de oliva

2 chipotles en adobo, alrededor de una cucharada

1 diente de ajo, pelado

¼ cucharadita de tomillo seco

1 libra de camarones grandes (alrededor de 18), pelados y sin venas

3 cucharadas de jugo de lima

1 cucharadita de sal *kosher*

¼ cucharadita de pimienta negra recién molida

⅓ taza de cebolla blanca cortada en dados

1 cucharada de vinagre de manzana

1 cucharada de jarabe de arce sin azúcar

½ cucharadita de chile ancho en polvo

¼ cucharadita de pimienta de cayena

1 bolsa (5 onzas) de col rizada bebé

1 pinta de tomates *cherry*, cortados por la mitad

¼ taza de cilantro picado

½ aguacate, sin hueso, pelado y cortado en dados

1 cucharada de semillas de cáñamo

1. Precalentar el horno a 400°F.

2. En una bandeja para horno, asar los tomates hasta que estén blandos, aproximadamente 20 minutos. Cuando estén lo suficientemente fríos como para manejarlos, pelarlos. Transferir los tomates pelados a una licuadora y procesar con 1 cucharada de aceite, los chipotles en adobo, el ajo y el tomillo.

3. Mientras tanto, en un tazón grande, mezclar los camarones con 1 cucharada de jugo de lima, ½ cucharadita de sal y ⅛ de cucharadita de pimienta negra.

4. En una sartén grande, calentar 1 cucharada de aceite a fuego medio y saltear la cebolla hasta que esté tierna y crujiente, aproximadamente 3 minutos. Sacar los camarones de la marinada, agregarlos a la sartén y cocinar por 1 minuto.

5. Agregar los tomates procesados, reducir el fuego a bajo y cocinar hasta que los

camarones estén bien cocidos, de 2 a 3 minutos.

6. Mientras tanto, en un tazón grande, mezclar las 2 cucharadas restantes de jugo de limón, el vinagre, el jarabe de arce, el chile ancho en polvo, la pimienta de cayena, la ½ cucharadita de sal restante, ⅛ cucharadita de pimienta negra y 4 cucharadas de aceite. Agregar la col rizada, los tomates *cherry*, el cilantro, el aguacate y las semillas de cáñamo y revolver para combinar. Dividir la ensalada y los camarones entre dos platos y servir.

Meatsa mexicana

Para esos días en los que no puedes decidirte, tienes hambre y quieres un poco de todo, este se convertirá en tu plato favorito. Es como si un taco y una hamburguesa se casaran y tuvieran una pizza como hija. Además, es baja en carbohidratos y súper sustanciosa.

RINDE 4 PORCIONES
TIEMPO DE PREPARACIÓN: 10 minutos
TIEMPO DE COCCIÓN: 13 minutos

¾ libra de carne molida (85% magra)

1 huevo grande

1 cucharada de condimento para tacos

½ taza de salsa

½ taza de aceitunas negras sin hueso, cortadas en rodajas

1 jalapeño, sin semillas y picado grueso

1¼ tazas de queso *cheddar* rallado

½ taza de crema agria

¼ taza de cebolla morada cortada en rodajas finas

1 aguacate, cortado por la mitad, sin hueso, pelado y cortado en rodajas

2 cucharadas de cilantro fresco picado

1 cucharada de jugo de lima fresco

¼ a ½ cucharadita de hojuelas de pimienta roja

1. Precalentar el horno a 425°F. Forrar una bandeja para horno con papel para hornear.

2. En un tazón mediano, combinar la carne, el huevo y el condimento para tacos. Colocar la mezcla de carne en la bandeja preparada y formar un rollo delgado de 9 pulgadas. Hornear durante 10 minutos o hasta que la carne ya no esté rosada.

3. Cubrir con la salsa, las aceitunas, el jalapeño y el queso y hornear hasta que el queso se derrita, aproximadamente 3 minutos.

4. Retirar la carne del horno, cubrir con la crema agria, la cebolla, el aguacate, el cilantro, el jugo de lima y las hojuelas de pimienta, y servir.

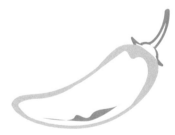

Alitas de pollo con pimienta limón y aderezo ranch

Después de la iglesia los domingos, Lorenzo y yo nos vamos a casa y nos relajamos frente al televisor viendo partidos de fútbol americano o cualquier tipo de deporte; pero si juegan los Cowboys, ¡es aún mejor! Y siempre compartimos un plato de estas deliciosas alitas. Me encanta agregar una pizca extra de pimienta limón al aderezo *ranch* antes de sumergir mi alita... ¡está padrísimo! Esta receta es baja en carbohidratos y tan buena, rápida y fácil de hacer que no la limito solo a los domingos u otros días de juegos; por lo general, me hago estas alitas un par de veces por semana.

RINDE 2 PORCIONES
TIEMPO DE PREPARACIÓN: 10 minutos
TIEMPO DE COCCIÓN: 40 minutos

4 cucharadas de mantequilla clarificada
1 cucharada de ralladura fina de limón
1 cucharada de jugo fresco de limón
1 a 2 cucharadas de pimienta negra recién molida gruesa
1½ cucharaditas de sal de ajo
1 libra de alitas de pollo, sin las puntas de las alas
½ taza de queso parmesano rallado
Aderezo *ranch* (página 105)

1. Precalentar el horno a 400°F. Forrar una bandeja para horno con papel para hornear y colocar una rejilla encima.

2. En un tazón grande, combinar la mantequilla clarificada, la ralladura de limón, el jugo de limón, la pimienta molida y la sal de ajo. Agregar las alitas de pollo y revolver para recubrir.

3. Colocar las alas sobre la rejilla, asegurándote de que estén espaciadas de manera uniforme. Hornear durante 20 minutos por un lado, luego darlas la vuelta y hornear hasta que estén bien cocidas, unos 20 minutos más. Transferir a un tazón. Agregar el queso parmesano, revolver para recubrir y servir con el aderezo *ranch*.

Tiras de pollo con coco

Crecí comiendo *chicken tenders*. Pedía esas tiritas de pollo todo el tiempo, en especial en lugares de comida rápida. De niña, después de la iglesia, muchas veces íbamos a Sizzlers donde ni siquiera tenía que mirar el menú. Esas tiritas de pollo lo eran todo, pero jamás supe lo mal que me hacían. Por eso me encanta esta versión saludable de esta comida de mi niñez. Tiene una consistencia similar, y ese toque de coco las hace aun más especiales. ¡Me encantan!

RINDE 4 PORCIONES
TIEMPO DE PREPARACIÓN: 10 minutos
TIEMPO DE COCCIÓN: 20 minutos

1 huevo grande

1 taza de hojuelas de coco sin azúcar

½ taza de harina de anacardo

¼ cucharadita de sal *kosher*

¼ cucharadita de pimienta negra recién molida

¼ cucharadita de ajo en polvo

⅛ cucharadita de canela molida

1 libra de tiras de pollo

1. Precalentar el horno a 375°F. Forrar una bandeja para horno con papel para hornear.

2. En un tazón pequeño y poco profundo, batir ligeramente el huevo. En un tazón mediano, combinar el coco (triturándolo ligeramente si las hojuelas son grandes), la harina de anacardo, la sal, la pimienta, el ajo en polvo y la canela.

3. Sumergir las tiras de pollo primero en el huevo y luego en la mezcla de coco, presionándolas. Colocar las tiras en la bandeja preparada y hornear durante 10 minutos. Voltear las tiras y hornear hasta que la capa que las recubre esté crujiente y el pollo esté completamente cocido, unos 10 minutos más.

Taquitos de pollo

Los taquitos de pollo me llevan a cuando tenía entre siete y diez años. Mi mamá tomaba las sobras de su tinga de pollo de la noche anterior y las convertía en taquitos de pollo que dejaba listos para nosotros al día siguiente. Llegábamos a casa después de la escuela y los calentábamos en el microondas. Hasta el día de hoy, estos sabores aun me recuerdan a mi mamá.

RINDE 3 TAQUITOS
TIEMPO DE PREPARACIÓN: 10 minutos
TIEMPO DE COCCIÓN: 20 minutos

1 cucharada de aceite de oliva

¼ taza de cebolla amarilla finamente picada

2 dientes de ajo, finamente picados

½ cucharadita de comino molido

½ cucharadita de chile en polvo

1½ tazas de pollo cocido y desmenuzado

⅓ taza de salsa roja para enchiladas

2 cucharadas de cilantro picado, y más para decorar

2 tazas de mezcla de queso mexicano rallado

6 cucharadas de crema agria, para decorar

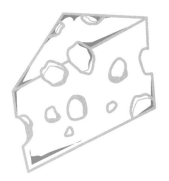

1. Precalentar el horno a 375°F. Forrar 2 bandejas para horno con papel para hornear.

2. En una sartén mediana, calentar el aceite a fuego medio. Agregar la cebolla y saltear hasta que esté tierna, aproximadamente 3 minutos. Agregar el ajo, el comino y el chile en polvo y saltear durante 1 minuto más.

3. Agregar el pollo, la salsa roja y el cilantro a la sartén y cocinar a fuego lento hasta que el pollo esté bien caliente, aproximadamente 2 minutos.

4. Mientras tanto, hacer 3 montones iguales de queso en cada bandeja preparada colocándolos a 3 pulgadas de distancia, aplanarlos ligeramente y hornear hasta que se derritan y se doren alrededor de los bordes, de 8 a 10 minutos.

5. Dejar que el queso se enfríe durante 2 minutos. Colocar 2½ cucharadas de pollo en el tercio superior de cada ronda de queso y enrollar.

6. Decorar con el cilantro y la crema agria y servir.

Salmón asado con ensalada de rúcula

Otra receta de salmón para aumentar tu consumo de grasas buenas y saludables, mantenerte satisfecha y ayudarte a alcanzar todos tus macros en una sola comida. La ensalada cítrica de rúcula es la manera perfecta de completar esta deliciosa comida.

RINDE 4 PORCIONES
TIEMPO DE PREPARACIÓN: 10 minutos
TIEMPO DE COCCIÓN: 5 minutos

4 cucharaditas de mostaza granulada

2 dientes de ajo, finamente picados

1 cucharada de chalotes picados finamente

1½ cucharaditas de tomillo fresco finamente picado, y más para decorar

1½ cucharaditas de romero fresco finamente picado

4 cucharadas de jugo de limón fresco

Sal *kosher* y pimienta negra recién molida, al gusto

4 filetes de salmón sin piel (de 5 onzas cada uno)

4 rodajas de limón

1½ cucharadas de aceite de oliva

4½ tazas de rúcula bebé

¼ taza de queso parmesano fresco rasurado

1. Calentar la parrilla a fuego medio con la rejilla a 6 pulgadas del calor. Cubrir una bandeja para horno con papel de aluminio.

2. En un tazón pequeño, mezclar la mostaza, el ajo, los chalotes, el tomillo, el romero y 2 cucharadas del jugo de limón. Condimentar con sal y pimienta.

3. Sumergir cada filete de salmón en el tazón, colocarlos en la bandeja preparada y verter encima la mezcla de mostaza restante. Colocar una rodaja de limón sobre cada filete y asar a la parrilla hasta que esté cocido al punto deseado (el tiempo variará dependiendo del grosor de los filetes), aproximadamente 5 minutos para que queden jugosos.

4. En un tazón mediano, mezclar las 2 cucharadas restantes del jugo de limón y el aceite; condimentar con sal y pimienta. Agregar la rúcula, revolviendo para recubrir. Esparcir el queso parmesano sobre la ensalada y servir con el salmón adornado con tomillo.

Chili para el alma

El chili me hace pensar en el invierno; es una comida que me reconforta el alma. Esta receta es celestial porque me hace sentir de la misma manera que el chili común, menos la hinchazón y la culpa. Es a lo que recurro cuando quiero comer algo súper sabroso y consentirme en un día frío y lluvioso.

RINDE 4 PORCIONES
TIEMPO DE PREPARACIÓN: 10 minutos
TIEMPO DE COCCIÓN: 25 minutos

3 rebanadas de tocino, cortadas por la mitad transversalmente

¼ cebolla amarilla mediana, finamente picada

2 tallos de apio, finamente picados

1 pimiento verde, picado en trozos

½ taza de hongos *baby bella* cortados en rodajas finas

2 dientes de ajo, finamente picados

1 libra de carne molida (85% magra)

1 cucharada de chile en polvo

1 cucharada de pimentón ahumado

1 cucharadita de comino molido

1 cucharadita de orégano seco

1 cucharadita de sal *kosher*

½ cucharadita de pimienta negra recién molida

1 taza de caldo de res

¼ taza de queso *cheddar* rallado

4 cucharaditas de crema agria

¼ taza de cebolletas cortados en rodajas finas

1 aguacate, cortado por la mitad, sin hueso, pelado y cortado en rodajas

1. En una sartén grande, cocinar el tocino a fuego medio-bajo hasta que se derrita la grasa y el tocino esté crujiente, aproximadamente 5 minutos. Con una espumadera, transferir el tocino a un plato forrado con toallas de papel. Dejar a la grasa del tocino en la sartén. Desmenuzar el tocino.

2. Agregar la cebolla, el apio, el pimiento y los hongos a la sartén y cocinar a fuego medio hasta que estén tiernos y crujientes, aproximadamente 5 minutos. Añadir el ajo y cocinar durante otro minuto.

3. Agregar la carne, el chile en polvo, el pimentón, el comino, el orégano, la sal y la pimienta y cocinar, revolviendo con frecuencia, hasta que la carne ya no esté rosada, aproximadamente 5 minutos.

4. Agregar el caldo, llevar a un hervor lento, tapar y cocinar hasta que el líquido se haya absorbido, aproximadamente 7 minutos.

5. Para servir, dividir la carne en cuatro tazones y cubrir con el tocino, el queso, la crema agria, las cebolletas y el aguacate.

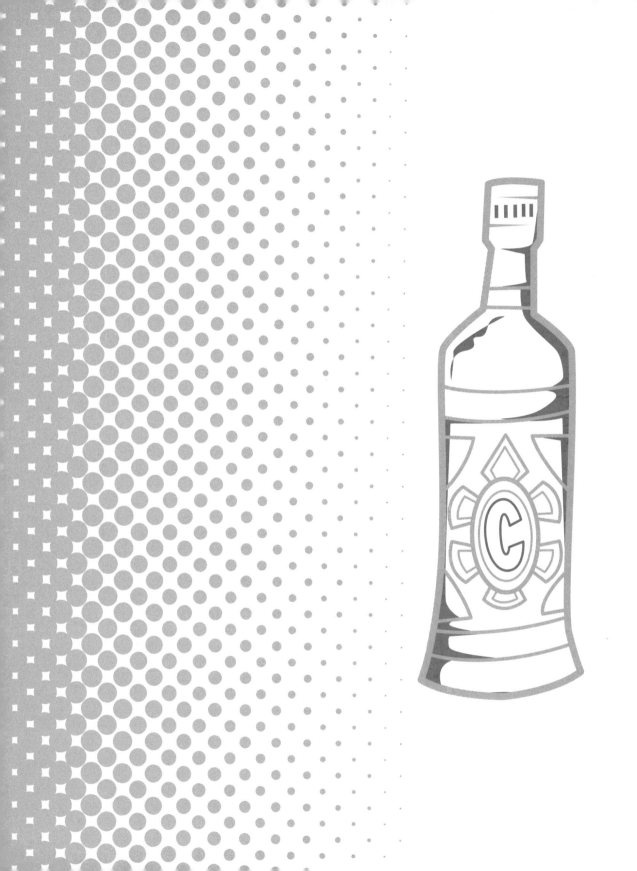

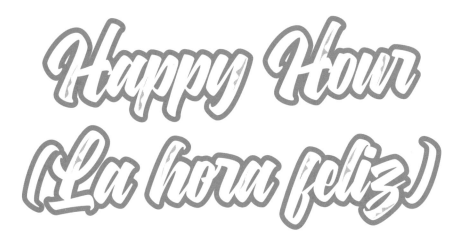

Happy Hour (La hora feliz)

Un poquito de alcohol nunca le hizo daño a nadie… Estas recetas son perfectas para cuando, de tanto en tanto, necesites algo para relajarte después de un día largo. Hazte una Paloma blanca y descansa un rato, u organiza una fiesta Ay mojito, qué rico con tus amigas. Solo asegúrate de no beber más de uno o dos tragos por semana, lo suficiente para sentirte bien sin desviarte del camino.

LISTA DE COMPRAS

Alcohol
Cerveza *light*

Tequila

Vodka

Refrescos, jugo, cítricos
Agua con gas sabor a coco

Agua con gas sabor a toronja

Jugo de clamato

Jugo de toronja

Limas

Otros
Extracto de naranja

Hojas de menta

Jarabe de lakanto

Sal rosa del Himalaya

Stevia

Ay mojito, qué rico

Cada vez que tomo este trago, enseguida me recuerda a mi luna de miel con Lorenzo en Puerto Rico. Siento que nuevamente estoy acostada a su lado, frente a la playa, sin preocupación alguna, dormitando al son de las olas y la brisa del océano.

RINDE 1 TRAGO
TIEMPO DE PREPARACIÓN: 5 minutos

4 hojas de menta fresca
2 cucharaditas de stevia granulada
2 cucharadas de jugo de lima fresco
2 onzas (¼ taza) de vodka
Cubos de hielo o hielo picado
Agua con gas sabor a coco
1 rodaja de lima para decorar

En una coctelera, machacar las hojas de menta con un machacador o una cuchara de madera. Agregar la stevia y el jugo de lima y mezclar hasta que la stevia se haya disuelto. Agregar el vodka y el hielo y agitar bien. Colar en un vaso, cubrir con el agua con gas y adornar con la rodaja de lima.

Te
( ) amo
(x) quila

Soy una tequilera hecha y derecha… puedo beber diez tragos como un hombre y aún así seguir de pie. Lo que me encanta del tequila es que es una bebida limpia que va directo al grano y cumple con su tarea. Cuando Sarah me dijo que aún podía beber tequila en este estilo de vida *keto*, fue música para mis oídos, pues, bebo tequila para relajarme y bebo tragos en el escenario con mis fans. Si estoy en una fiesta, lo primero que pido antes que cualquier otra cosa es un tequila. Y ahora me encanta compartir este trago con Sarah. Ella no es solo la que me enseñó a pedir bebidas al estilo *keto* en un bar, también hemos compartido tequila y algunos momentos memorables. Si te gusta picante, como a mí, ¡agrega Tajín en el borde de tu copa para un toque extra!

RINDE 1 TRAGO
TIEMPO DE PREPARACIÓN: 5 minutos

Cubos de hielo
2 onzas (¼ taza) de tequila
2 cucharadas de jarabe de lakanto
2 cucharadas de jugo de lima fresco
½ cucharadita de extracto de naranja
1 rodaja de lima

Llenar una coctelera con hielo, agregar el tequila, el jarabe de lakanto, el jugo de lima y el extracto de naranja y agitar hasta que esté bien frío. Colar en un vaso y coronar con la rodaja de lima.

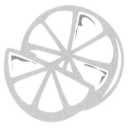

Paloma blanca

Hay una cóctel de tequila llamado Paloma, pero Sarah y yo le agregamos un toque de toronja para hacerlo nuestro. "Paloma blanca" es en realidad el título de mi primer sencillo, una canción dedicada a mi mamá. Es agridulce porque, aunque fue mi primer sencillo y un tributo a mi mamá, la grabación no estuvo a la altura de lo que esperaba crear como artista. No estaba lista para ser lanzada, lo sé ahora, pero en ese momento recibí un montón de críticas por eso. Sin embargo, hasta el día de hoy, trato de olvidar ese juicio y centrarme en por qué escribí esa canción: fue para mi madre, un mensaje para ella desde lo más profundo de mi corazón después de su fallecimiento, y nada ni nadie me quitará eso. Como dice el estribillo de la canción, "Vuela alto, vuela libre". ¡Bebe y disfruta!

RINDE 1 TRAGO
TIEMPO DE PREPARACIÓN: 5 minutos

Sal rosa del Himalaya
Cubos de hielo
¼ taza de jugo fresco de toronja
2 onzas (¼ taza) de tequila
1½ a 2 cucharadas de jugo de lima fresco
Agua con gas sabor a toronja

1. Colocar sal rosa en un plato pequeño y plano. Humedecer el borde de un vaso con agua y girarlo en la sal para recubrirlo.

2. Llenar una coctelera con hielo y agregar el jugo de toronja, el tequila y el jugo de lima y agitar hasta que esté bien frío. Colar en el vaso preparado y coronar con un poco de agua con gas sabor a toronja.

Michelada

¿Cerveza en Chi-keto? ¡Claro que sí, chula! Siempre y cuando sea *light*. Me encanta tomar esta bebida los domingos cuando paso tiempo con mi familia y amigos mientras me como un aguachile (página 81) o una carne asada a la parrilla. ¡Nunca te puede ir mal con esta bebida refrescante y sabrosa!

RINDE 1 TRAGO
TIEMPO DE PREPARACIÓN: 5 minutos

6 onzas (¾ taza) de cerveza *light*, fría

3 onzas (6 cucharadas) de jugo de clamato, frío

2 cucharaditas de jugo de lima fresco

½ cucharadita de salsa picante Tapatío, o más al gusto

Tajín, al gusto

Cubos de hielo (opcional)

En un vaso alto, mezclar la cerveza, el jugo de clamato, el jugo de lima, la salsa Tapatío y el Tajín. Agregar hielo, si lo deseas.

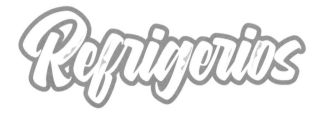

Refrigerios

Sé que no es fácil intentar verse como un bocadillo cuando ansiamos bocadillos. Pues, ¿qué crees?, ¿acaso piensas que no extraño parar en lo del elotero? Pero hay que establecer prioridades, amiga. La próxima vez que se te antoje un elote, prueba el Elote de coliflor (página 153). Y si lo que más deseas es algo dulce, entonces opta por un Pudín de chocolate caliente mexicano (página 161) y ponle fin al asunto. La clave es no comer más de un refrigerio entre el desayuno y el almuerzo y otro entre el almuerzo y la cena para estar bien.

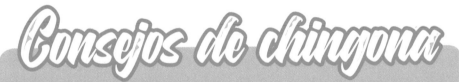

Consejos de chingona

Para esos días agitados de no parar en los que no tienes ni un minuto de más como para prepararte uno de estos refrigerios, simplemente agarra una bolsita con cierre hermético, llénala con un puñado de frutos secos y semillas y guárdala en tu bolsa. De esa manera, si estás en un atascada en tráfico o corriendo de una reunión a otra, tendrás un refrigerio a mano para darte la fuerza necesaria para seguir adelante hasta tu próxima comida. Te tengo cubierta, amiga.

LISTA DE COMPRAS

aguacate

anacardos tostados sin sal

arándanos frescos

cacao en polvo sin azúcar

cebolletas

cilantro

coliflor

crema

crema mexicana

espinaca bebé

fresas frescas

huevos

jalapeños

jamón (en rebanadas de 1 onza)

leche de coco sin azúcar

limas

mantequilla clarificada

pepinos

queso *cheddar* rallado

queso Cotija rallado

queso crema

semillas de chía

stevia

tocino

tomates

salsa Mölli Culiacán Chamoy

Elote de coliflor

Pues bien, ¡no puedo tener un libro de cocina sin una receta de elote! Es otro de mis favoritos de la infancia. Me recuerda a cuando vivíamos en Long Beach, California, e iba a lo de mi abuelita. Cada vez que escuchaba la campanilla del elotero sonando en la cuadra, incluso si estaba arriba viendo televisión, iba corriendo hacia su carrito para pedirle un "elote con todo" y extra chile. Cuando regresaba a la casa, devorando cucharadas de mi taza, mi mamá me decía: "¡No te comas eso que te vas a poner bien gorda!". Pero lo último que me importaba era que me engordara. En ese entonces, lo comía casi todos los días. A veces, al salir de la escuela, hacía tiempo con mis amigos solo para esperar al elotero —el mismo que había estado pasando por nuestra calle por años— porque sabía que pasaba por esa cuadra en ciertos días. Era tan adicta al elote que sabía a qué hora solía pasar y en qué esquinas le gustaba estacionar su carrito.

RINDE DE 3 A 4 PORCIONES
TIEMPO DE PREPARACIÓN: 10 minutos
TIEMPO DE COCCIÓN: 45 minutos

1 coliflor grande (alrededor de 2½ libras)

3 cucharadas de aceite de aguacate

1⅛ cucharaditas de sal *kosher*

5 cucharadas de queso Cotija rallado

3 cucharadas de mayonesa

2 cucharadas de crema mexicana

1 cucharada de cilantro picado

1 cucharada de jugo de lima fresco

1 cucharada de Tajín, y más para decorar (opcional)

⅛ cucharadita de pimienta de cayena, y más para decorar (opcional)

¼ taza de cebolletas cortadas en rodajas, y más para decorar

1. Precalentar el horno a 375°F. Forrar una bandeja para horno con papel para hornear.

2. Quitarle el tallo a la coliflor y cortarla en cogollos. Transferir los cogollos a un tazón grande y mezclar con el aceite y 1 cucharadita de la sal. Volcar la coliflor en una sola capa en la sartén preparada y hornear, girando la coliflor una o dos veces, hasta que esté tierna, unos 45 minutos.

3. Mientras tanto, en un tazón grande, combinar el queso, la mayonesa, la crema, el cilantro, el jugo de lima, el Tajín, la cayena y el ⅛ de cucharadita de sal restante. Agregar la coliflor y revolver para recubrir. Decorar con las cebolletas y más Tajín o pimienta de cayena si se desea, y servir.

Pepinos locos

¡Son tan deliciosos, refrescantes, crujientes y picantes que me vuelven loca por ser tan ricos! ¿Qué te puedo decir? ¡A ponerle chamoy a todo de ahora en adelante!

RINDE 12 PEDAZOS (2 por porción)
TIEMPO DE PREPARACIÓN: 10 minutos

3 pepinos grandes, pelados, cortados por
   la mitad a lo largo y sin semillas
⅓ taza de salsa Mölli Culiacán Chamoy,
   y más para decorar (opcional)
⅓ taza Tajín, y más para coronar
   (opcional)
1 taza de anacardos tostados, picados
   en trozos
Jugo de lima fresco (opcional)

1. Cortar los pepinos transversalmente por la mitad. Verter la salsa chamoy en un plato pequeño y el Tajín en otro. Sumergir los lados cortados de cada pepino en la salsa chamoy y luego en el Tajín. Poner los pepinos con los lados cortados hacia arriba en un plato y colocar cucharadas de los anacardos sobre cada pepino.

2. Si se desea, recubrir con jugo de lima y un poco más de salsa chamoy y Tajín.

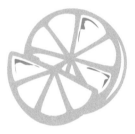

Rollitos de jamón, queso y huevo

Preentrenamiento o postentrenamiento, este es mi refrigerio preferido en cualquier momento y lugar. ¡Encima es fácil y rápido!

RINDE 4 ROLLITOS (2 por porción)
TIEMPO DE PREPARACIÓN: 5 minutos
TIEMPO DE COCCIÓN: 10 minutos

2 huevos grandes
1 cucharadita de ajo en polvo
¼ cucharadita de sal *kosher*
Pimienta negra recién molida, al gusto
1 cucharadita de mantequilla clarificada
½ taza de queso *cheddar* rallado
½ taza de espinaca bebé
½ tomate pequeño, cortado
4 rebanadas de jamón (de 1 onza cada una)

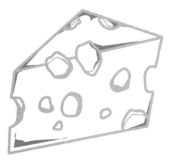

1. Calentar el asador con la rejilla a 6 pulgadas del calor.
2. En un tazón pequeño, batir ligeramente los huevos con el ajo en polvo, la sal y la pimienta.
3. En una sartén antiadherente mediana, calentar la mantequilla clarificada a fuego medio. Agregar la mezcla de huevos, el queso, la espinaca y el tomate y cocinar, revolviendo constantemente hasta que los huevos estén cocidos pero aún blandos, aproximadamente 4 minutos.
4. Acomodar las rebanadas de jamón en una fuente para servir, cubrir cada una con de 2 a 3 cucharadas de los huevos y enrollar desde uno de los extremos cortos.
5. Colocar los rollitos con los extremos hacia abajo en una pequeña bandeja para horno y asar hasta que el jamón esté ligeramente crujiente, aproximadamente 5 minutos. Dividir entre dos platos y servir.

Jalapeños rellenos envueltos en tocino

Los jalapeños rellenos son lo máximo, pero están repletos de carbohidratos. Así que, esta es una alternativa refrescante al estilo *keto* que te dará las sabrosas notas que esperas de un buen jalapeño relleno. Es un refrigerio picante y grato, como yo. 😉

RINDE 20 JALAPEÑOS RELLENOS
  (4 por porción)
TIEMPO DE PREPARACIÓN: 10 minutos
TIEMPO DE COCCIÓN: 20 minutos

10 jalapeños, cortados a lo largo por la mitad, sin semillas
4 onzas de queso crema, ablandado
¼ taza de queso *cheddar* rallado
1 cucharadita de pimentón
10 rebanadas de tocino, cortadas a lo largo por la mitad

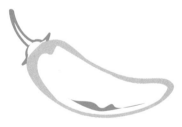

1. Precalentar el horno a 375°F. Forrar una bandeja para horno con papel para hornear.

2. Cortar el extremo del tallo y la punta de cada jalapeño.

3. En un tazón pequeño, mezclar el queso crema, el queso *cheddar* y el pimentón. Con una cuchara, dividir la mezcla de queso entre las mitades de jalapeño. Envolver una mitad de tocino alrededor de cada mitad de jalapeño.

4. Colocar los jalapeños envueltos en tocino, dejando espacio entre ellos, en la bandeja preparada y hornear hasta que el tocino esté completamente cocido, unos 20 minutos. Servir caliente.

Bastoncito de mozzarella envuelto en pavo

Otro gran refrigerio para los días de partidos. Te ayudará a evitar la comida chatarra pero a su vez te mantendrá satisfecha. También es un excelente refrigerio postentrenamiento.

RINDE 1 PORCIÓN

1 bastoncito de *mozzarella*
1 rebanada de pavo

Envolver el bastoncito de *mozzarella* con la rebanada de pavo y disfrutar.

Frijoles refritos keto

RINDE 6 PORCIONES (²/₃ de taza por porción)

TIEMPO DE PREPARACIÓN: 10 minutos

TIEMPO DE COCCIÓN: 20 minutos

2 cucharadas de aceite de oliva

½ taza de cebolla amarilla finamente picada

2 dientes de ajo, en rodajas finas

2 latas (15 onzas) de soja negra, drenada y enjuagada

1 cucharada de comino molido

1 cucharadita de sal *kosher*

½ cucharadita de pimienta negra recién molida

1 chorizo (4 onzas) mexicano (fresco), sin piel

12 cucharadas de queso Monterey Jack rallado o queso Cotija

1. En una sartén grande, calentar 1 cucharada de aceite a fuego medio-bajo. Agregar la cebolla y el ajo y cocinar, revolviendo frecuentemente hasta que la cebolla se haya ablandado, aproximadamente 7 minutos.

2. Transferir la cebolla y el ajo a un procesador de alimentos. Agregar los frijoles, el comino, la sal, la pimienta y la cucharada de aceite restante y procesar hasta que quede suave.

3. Mientras tanto, calentar la misma sartén a fuego medio, agregar el chorizo y cocinar, revolviendo para romper la carne, hasta que ya no esté rosada, aproximadamente 2 minutos. Agregar la mezcla de frijoles y cocinar, revolviendo con frecuencia hasta que esté bien caliente y burbujeante, aproximadamente 8 minutos. Dividir la mezcla entre 6 platos. Espolvorear cada una con 2 cucharadas de queso y servir.

Taza de fruta con Tajín

¡Sabes que eres latina cuando agregas jugo de lima y Tajín a tu fruta! Si nunca has probado esta combo, ¿qué estás esperando? Después del primer bocado, la explosión de sabores te dejará deseando más.

RINDE 1 PORCIÓN
TIEMPO DE PREPARACIÓN: 5 minutos

2 cucharadas de jugo de lima fresco, o
    más al gusto
1½ cucharaditas de Tajín, o más al gusto
1 cucharada de semillas de chía
½ taza de rodajas de melón cortadas en
    trozos de 1 pulgada
½ taza de frambuesas
½ taza de fresas cortadas en rodajas

En un tazón pequeño, mezclar el jugo de lima, el Tajín y las semillas de chía. Agregar la fruta y revolver para combinar. Siempre puedes agregar más Tajín y jugo de lima, pero no agregues más fruta.

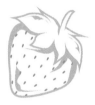

Arroz con leche de semillas de chía

El arroz con leche es un postre tan clásico en toda América Latina que incluso tiene su propia canción de cuna. Cuando Sarah y yo hablamos sobre cómo esta receta no podía faltar en este libro, ella me contó que incluso se parece a un postre del Medio Oriente con el que ella creció llamado *gatnabour*. Su abuelita solía hacérselo cada vez que la visitaba. Nada como encontrar semejantes similitudes entre diferentes culturas, aquellas que nos muestran cuán unidos estamos realmente. Un extra: las semillas de chía tienen un alto contenido de fibra, lo que las convierte en mejores amigas cuando llega el momento de ir al baño.

RINDE 2 PORCIONES (1 taza por porción)

TIEMPO DE PREPARACIÓN: 5 minutos

TIEMPO DE REFRIGERACIÓN: toda la noche

1 taza de leche de coco sin azúcar

½ taza de crema

⅓ taza de semillas de chía

1 cucharadita de stevia

2 cucharaditas de extracto de vainilla

1 cucharadita de canela molida

1 pizca de sal marina

1. En un tazón mediano, mezclar todos los ingredientes y revolver. Dejar reposar durante 5 minutos, luego revolver nuevamente. Cubrir y refrigerar. O, si tienes uno a mano, transferir la mezcla a un frasco, cerrarlo y refrigerar durante la noche. Cuanto más tiempo permanezca en el refrigerador, más espeso se volverá.

2. Servir una porción de 1 taza.

Pudín de chocolate caliente mexicano

Cada cucharada de este pudín me recuerda al chocolate caliente al estilo mexicano de la marca Abuelita y a mi propia abuelita. Cuando iba a la casa de mi abuela, sabía que ella guardaba las tabletas de chocolate Abuelita en los gabinetes de su cocina, así que cuando nadie me veía, iba a escondidas, desenvolvía la barra, le daba un mordisco y luego la volvía a guardar. Más tarde, si me volvía el antojo de algo dulce, entraba de puntillas a la cocina y tomaba otro bocado o dos. ¡Era tan rico! Después, cuando mi abuela iba en busca del chocolate Abuelita, al abrirlo ¡se encontraba con las marcas de mis dientes por todas partes! Así que necesitaba tener algo para satisfacer este antojo, ¡y este pudín definitivamente lo logra!

RINDE 1 PORCIÓN

TIEMPO DE PREPARACIÓN: 5 minutos

½ aguacate, sin hueso, pelado y cortado en trozos

2 cucharadas de leche de coco sin azúcar

1 cucharada de eritritol

1½ cucharaditas de cacao en polvo sin azúcar

1½ cucharaditas de canela molida

¼ cucharadita de extracto de vainilla

1 pizca de pimienta de cayena

1 pizca de stevia

1 pizca de sal rosa del Himalaya (opcional)

En un pequeño procesador de alimentos o en una licuadora, procesar todos los ingredientes hasta que quede una mezcla suave. Cubrir el pudín con una pizca de sal rosa del Himalaya, si lo deseas.

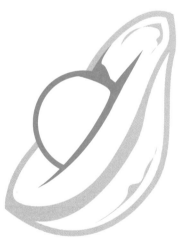

Mousse de chocolate y fresas

Uno de mis postres favoritos de todos los tiempos son las fresas cubiertas de chocolate. Si las sumerges en chocolate amargo, puedes comer un par en tu estilo de vida *keto*. Pero este postre lo lleva a otro nivel, ampliando ese simple refrigerio a un delicioso postre que te ayudará a calmar tu antojo de azúcar en un instante.

RINDE 2 PORCIONES
TIEMPO DE PREPARACIÓN: 5 minutos

1 taza de crema
2 cucharadas de cacao en polvo sin azúcar
2 cucharadas de eritritol
1 cucharadita de extracto de vainilla
5 fresas frescas, sin tallos y cortadas por la mitad
Crema batida

1. En el tazón de una batidora eléctrica, con el accesorio para batir, batir la crema, el cacao en polvo, el eritritol y la vainilla hasta que espese, aproximadamente 3 minutos.
2. Agregar las fresas, dividir entre 2 tazones y cubrir con la crema batida.

Fruta del bosque con crema

¿Quién dijo que no podemos comer fruta en la dieta *keto*? Todo lo que necesitamos hacer es usar las variedades bajas en azúcar, como los arándanos y las fresas, en esta receta. Estas frutas, combinadas con la crema batida de vainilla, se convierten en un pequeño paraíso. ¡No puedo vivir sin ellas!

RINDE 2 PORCIONES
TIEMPO DE PREPARACIÓN: 5 minutos

⅔ taza de crema

¼ cucharadita de extracto de vainilla

½ taza de arándanos frescos

½ taza de fresas frescas, sin tallos y cortadas en rodajas gruesas

1 cucharadita de semillas de chía

1. En el tazón de una batidora eléctrica con el accesorio para batir, batir la crema a velocidad medio hasta obtener picos suaves. Luego agregar la vainilla y seguir batiendo.

2. Transferir la crema a un tazón para servir, agregar los arándanos y las fresas, mezclar, espolvorear las semillas de chía y servir.

CINCO

Los 12 ejercicios esenciales para tener el cuerpazo de una chingona

Estos ejercicios te mantendrán fuerte y en forma durante tu experiencia Chi-keto. Los entrenamientos semanales del capítulo 3 son explicados en detalle aquí en doce ejercicios esenciales con variaciones para hacerlos más desafiantes a medida que vayas progresando y sintiéndote más fuerte.

Hacer ejercicio me hace sentir tanto mejor a nivel físico, mental y emocional. Ya sea que me estoy sintiendo sensible o he tenido un día duro, utilizo este tiempo como una manera de escapar. Hay algo en deshacerme del estrés sudando que me pone de muy buen humor. Esto no significa que sea fácil. Por momentos se te hará difícil, pero no por eso te tienes que dar por vencida. A veces te preguntarás: ¿Por qué diablos estoy haciendo esto? Porque, no mames, ¡cómo duele al principio! Es incomodo, tus músculos te estarán pidiendo a los gritos que pares porque no están acostumbrados a moverse de esa manera. Y sí, lo admito, hay días que preferiría toda la vida saltearme mi entrenamiento, acurrucarme con mi manta favorita y ver una película con un helado de menta con chispas de chocolate. Pero he aprendido que la mente tiene mucho poder. A veces tienes que obligarte a levantarte, mirarte en el espejo y recordarte que eres una *boss bee*. Y eres más fuerte que tus excusas.

Una de las cosas clave es tener un sistema de apoyo. Ya sea una amiga con quien has hecho un pacto para entrenar juntas y hacerse mutuamente responsables de sus acciones o una entrenadora personal loca que aparece en tu casa a las seis de la mañana con la energía por las nubes y una lista de canciones para entrenar y perrear. Tengo la suerte de que Sarah cumple ambos papeles en mi vida. Su método es simple y al grano, como me gusta a mí. Lo que me encanta de sus rutinas es que las puedes hacer en casa o de viaje porque no son necesarios ni equipos estrambóticos ni un gimnasio. Lo único que necesitas para comenzar son un par de mancuernas que sean lo suficientemente desafiantes para que te hagan sudar, y una banda elástica. Fácil, ¿verdad? No hay lugar para excusas.

Antes de comenzar, por favor lee las siguientes instrucciones detenidamente.

- Todos los ejercicios se pueden realizar en un gimnasio o en casa. Lo único que necesitarás será unas mancuernas y una banda elástica.
- Comienza con mancuernas de cinco libras. Si se vuelven demasiado fáciles, intenta incrementar el peso de dos a cinco libras por semana. Si se vuelven demasiado pesadas, regresa a un peso más cómodo hasta que estés lista para el próximo desafío.
- Asegúrate de haber comido una comida o merienda balanceada cuarenta y cinco minutos a una hora antes de comenzar tu entrenamiento.
- Comienza tu entrenamiento con un calentamiento de siete minutos; puedes elegir entre saltos de tijera, trotar en el lugar o saltar a la cuerda.
- Luego de tu calentamiento, comienza el entrenamiento del día. Haz una serie de repeticiones de cada ejercicio en el entrenamiento diario, luego repite todos los ejercicios hasta que hayas completado las tres series. Anota y mantén un registro del peso de las mancuernas usadas y la cantidad de repeticiones logradas.
- La postura es esencial para evitar lesiones. Asegúrate de prestarles mucha atención a las instrucciones de cada ejercicio y, cuando sea posible, consulta la foto adjunta.
- Si algún ejercicio o repetición recomendado se vuelve demasiado difícil, no te esfuerces de más para completarlo como está indicado. Sigue tu propio ritmo y no te olvides de hidratarte con agua.
- Si en algún momento te sientes mareada, al borde del desmayo o tienes algún tipo de dolor, por favor detente. Sentir que tus músculos arden es normal, sentir dolor no lo es.
- Intenta en lo posible no sentarte entre ejercicios. En su lugar, mantente parada y camina o baila hasta que estés lista para hacer el siguiente ejercicio.
- Deja un día entre cada uno de los tres entrenamientos semanales. Por ejemplo, haz el primer entrenamiento el lunes, el segundo el miércoles y el tercero

el viernes. También puedes elegir martes, jueves y sábado, o lo que mejor se adapte a tus horarios.

- Asegúrate de hacer entre treinta y cuarenta y cinco minutos de cardio por día. Recuerda: tu corazón es un músculo, si no le ejercitas, no te funcionará bien.
- Luego de completar tu entrenamiento, estírate y alimenta tu cuerpo con una comida y refrigerio Chi-keto.
- Una vez que hayas completado el plan de entrenamiento de 21 días, ve a www .bootyfitworkout.com para descubrir más guías de ejercicio y rutinas de entrenamientos. Prepárate, ¡a Sarah le encanta los entrenamientos para las nalgas!

Consejos de chingona

Seamos sinceras: habrá días en los que no querrás entrenar. Quizás tengas dolores premenstruales tan agudos que necesitas quedarte acurrucada en la cama. O quizás te despiertes con una gripe. O quizás te quedaste despierta toda la noche para terminar un trabajo y decides sacrificar tu entrenamiento diario por una hora más de sueño a la mañana siguiente. Todas tenemos esos días. Así que adelante, tómatelo para descansar y recargar energías, o simplemente sal a trotar un ratito o baila un poco en tu cuarto, pero la mañana siguiente retoma el ejercicio y sigue adelante.

Los cambios pequeños llevan a un gran cambio, chula.
Tú lo puedes lograr, ¡solo tienes que ser constante!

EJERCICIO ESENCIAL 1: PUENTE DE GLÚTEOS

Acuéstate boca arriba en el piso, con las piernas flexionadas y los pies separados siguiendo el ancho de las caderas y planos sobre el suelo. Coloca los brazos a los lados de tu cuerpo. Levanta los glúteos del suelo, sostenlos arriba durante tres segundos y luego bájalos lentamente al suelo. Esta es una repetición.

Variación para la semana 2, Entrenamiento 1:
Puente de glúteos con banda elástica

Coloca una banda elástica justo encima de tus rodillas. Prepárate para hacer un puente de glúteos y realiza lo descrito anteriormente.

Variación para la semana 3, Entrenamiento 1:
Puente de glúteos a empuje de pecho

Acuéstate boca arriba en el piso y prepárate para hacer un puente de glúteos como se describió anteriormente. Toma una mancuerna en cada mano y sostenlas con los codos apoyados en el suelo en una posición inicial para hacer un empuje de pecho. A medida que levantes los glúteos del suelo, extiende los brazos hacia el techo en un empuje de pecho, mantén la posición durante tres segundos, luego baja lentamente los glúteos y los brazos a la posición inicial en el suelo.

EJERCICIO ESENCIAL 2: FLEXIONES DE BÍCEPS CON BANDA ELÁSTICA

Con los pies firmemente plantados en el suelo y con una espalda bien recta, párate sobre el medio de la banda elástica con los pies separados siguiendo el ancho de las caderas. Cuanto más espacio haya entre tus pies, más resistencia tendrás. Si hay demasiada resistencia, junta los pies un poco para disminuirla. Empujando los hombros hacia atrás y contrayendo tus abdominales, extiende los brazos hacia abajo junto a tu cuerpo y, sosteniendo las manijas de la banda en cada mano con las palmas hacia arriba, flexiona los brazos a la altura del codo y súbelos haciendo una flexión de bíceps. A medida que realices cada repetición, controla la velocidad para obtener una flexión y extensión completas de tus brazos y asegúrate de que tus codos permanezcan cerca de tu cuerpo. Si ves que tu torso se mueve hacia delante y hacia atrás, quizás debas reducir la resistencia para asegurarte de que tu cuerpo esté quieto. Las únicas partes de tu cuerpo que deberían moverse son tus brazos.

Variación para la semana 2, Entrenamiento 1:
Flexiones de bíceps con mancuernas

Realiza una flexión de bíceps como se describió anteriormente, con una mancuerna en cada mano en lugar de las manijas de la banda elástica.

Variación para la semana 3, Entrenamiento 1: Flexiones alternadas de bíceps

Prepárate para hacer flexiones de bíceps, pero en lugar de flexionar ambos brazos, flexiona un brazo, bájalo, luego flexiona el otro brazo y bájalo. Esta es una repetición.

EJERCICIO ESENCIAL 3: SENTADILLAS CON BANDA ELÁSTICA LOOP

Coloca una banda elástica justo por encima de tus rodillas con los pies separados siguiendo el ancho de las caderas y los dedos de los pies hacia adelante. Para realizar una sentadilla, contrae los abdominales, empuja tus nalgas hacia atrás como si estuvieras a punto de sentarte en una silla y haz la sentadilla asegurándote de que tus rodillas estén alineadas con tus tobillos y estés empujando las rodillas contra la banda. Presiona los talones contra el suelo para mantener la postura adecuada. Si es necesario, levanta ligeramente los dedos de los pies para forzar a tu cuerpo a la posición correcta. Regresa a la posición inicial y repite hasta completar una serie.

Variación para la semana 2, Entrenamiento 1: Sentadillas con mancuernas

Párate con los pies separados siguiendo el ancho de tus caderas. Toma una mancuerna en cada mano, flexiona los brazos a la altura de los codos y lleva las manos a los hombros descansando las mancuernas allí y manteniendo los codos cerca de tu cuerpo, durante toda la serie. Realiza tu sentadilla como se describió anteriormente, regresa a la posición inicial y repite.

Variación para la semana 3, Entrenamiento 1:
De sentadillas a empuje de hombros

Párate con los pies separados siguiendo el ancho de las caderas, con una mancuerna en cada mano, los brazos flexionados a la altura de los codos, las manos y las mancuernas sobre los hombros. Ponte en cuclillas, sube y luego extiende los brazos hasta el techo en un empuje de hombros. Baja los brazos hacia los hombros y repite.

EJERCICIO ESENCIAL 4: PLANCHA

Colócate en el suelo en posición de flexión. Tus brazos deben extenderse directamente debajo de ti con las manos directamente alineadas con los hombros. Tus piernas deben extenderse hacia atrás con los pies separados siguiendo el ancho de tus caderas. Contrae los abdominales y forma una línea recta con tu cuerpo, asegurándote de mantener una espalda recta en todo momento. Mantén el cuello neutral. Si sientes que te estás hundiendo, contrae aún más los abdominales y mejora tu postura para no forzar tu espalda baja. También evita hacer lo contrario y doblarte por la cintura con las nalgas en el aire. Para obtener mayores beneficios, la idea es mantener esa línea sólida, recta y en forma de plancha a través de tu cuerpo.

EJERCICIO ESENCIAL 5: ZANCADAS ESTÁTICAS

Da un paso hacia delante con tu pie derecho. Tu rodilla derecha debería estar alineada con ese tobillo. Siempre asegúrate de que esta alineación sea correcta para evitar hiper-flexionar esos músculos, y no tengas miedo de detenerte y corregir tu postura mientras realizas las repeticiones. Coloca las manos sobre tus caderas y, mientras mantienes la pierna derecha delantera estable, deja caer la pierna izquierda en una zancada, luego vuelve a colocarla en su posición inicial, permitiendo que la pierna trasera haga todo el trabajo. Termina las repeticiones con la pierna izquierda, luego da un paso hacia atrás, cambia las piernas llevando el pie izquierdo hacia delante y haz la zancada con la pierna derecha. Cuando hayas terminado con estas repeticiones, habrás completado una serie.

Variación para la semana 2, Entrenamiento 2: **Zancadas alternadas**

Da un paso hacia delante en tu posición de zancada, haz la zancada, luego da un paso hacia atrás regresando a la posición inicial y avanza con la otra pierna, haz la zancada y regresa a la posición inicial. Esto equivale a una repetición. Continúa hasta completar la serie.

Variación para la semana 3, Entrenamiento 2:
De zancadas estáticas a flexiones de bíceps

Agarra una mancuerna en cada mano y extiende los brazos hacia abajo posicionándolos al lado de tu cuerpo, con las palmas hacia adentro. Da un paso hacia delante en tu posición de zancada estática. Realiza una zancada, luego flexiona los brazos a la altura de los codos y flexiona los brazos hacia arriba en una flexión de bíceps, manteniendo los codos cerca de tu cuerpo, baja los brazos y empuja con la pierna hacia la posición inicial. Completa las repeticiones en una pierna, luego cambia y repite con la otra pierna. Esto concluirá una serie.

EJERCICIO ESENCIAL 6: FLEXIONES

Posiciónate para hacer una plancha manteniendo la espalda recta y plana con los brazos extendidos debajo de ti y perfectamente alineados con tus hombros. Si estás haciendo una flexión modificada, simplemente deja caer las rodillas al piso y cruza los pies, pero continúa manteniendo esa espalda bien plana y los brazos alineados durante todo el ejercicio. Flexiona los brazos a la altura de los codos y baja el pecho lo más cerca posible del suelo, manteniendo la espalda recta y plana en todo momento, luego empuja tu torso hacia la posición inicial y repite hasta completar tu serie. Es posible que tu pecho no se acerque demasiado al piso cuando comiences a hacer este ejercicio, y eso está bien. No rompas tu postura, solo baja lo máximo que puedas y ten paciencia… llegarás allí abajo del todo con el tiempo.

EJERCICIO ESENCIAL 7: REMO CON MANCUERNAS

Párate con los pies separados siguiendo el ancho de las caderas y flexiona ligeramente las piernas. Toma una mancuerna en cada mano e inclínate hacia delante doblándote a la altura de tus caderas para que tu pecho se encuentre paralelo al piso, tus brazos cuelguen directamente debajo de ti desde los hombros con las palmas hacia adentro y tus nalgas queden hacia atrás guardando tu peso sobre los talones para mantener la postura adecuada. Relájate y empuja los hombros hacia atrás, luego contrae la parte superior de la espalda, flexiona los brazos a la altura de los codos y lentamente levántalos hacia el cielo, manteniendo los brazos cerca del cuerpo en todo momento. Mantén la posición durante dos segundos, luego baja lentamente los brazos a tu posición inicial, contrayendo tus abdominales en todo momento para no perder tu postura, y repite. Si realizas tus remos demasiado rápido, perderás el trabajo en tu espalda y, en cambio, comenzarás a trabajar tus bíceps, desafiando el propósito de este ejercicio. Recuerda mantener los ojos en el suelo y asegúrate de relajar el cuello y los hombros mientras realices cada serie.

Variación para la semana 2, Entrenamiento 2:
Remo con mancuernas con un brazo

Posiciónate para hacer un remo, pero esta vez escalona tus pies para que tu pierna derecha quede delante de ti y la pierna izquierda detrás, manteniendo tus piernas ligeramente flexionadas, con el pecho paralelo al suelo como con el remo normal. Ahora simplemente realiza un remo tirando solo tu brazo derecho hacia atrás mientras mantienes tu brazo izquierdo en la posición inicial. Regresa tu brazo derecho a la posición inicial y continúa repitiendo el ejercicio con tu brazo derecho. Luego cambia las piernas y los brazos y completa las repeticiones en el lado izquierdo para terminar una serie.

Variación para la semana 3, Entrenamiento 2:
Remo con mancuernas haciendo la plancha

Posiciónate para hacer la plancha con una mancuerna al lado de cada mano. Agarra una mancuerna con la mano derecha, manteniendo los hombros, la espalda y el cuello neutral, y flexiona el brazo mientras levantas el codo hacia el cielo, manteniendo el brazo cerca de tu torso en todo momento y contrayendo bien tus abdominales. Baja el brazo, suelta la mancuerna, regresa a tu plancha estándar y repite el movimiento con el brazo izquierdo. Esto equivale a una repetición. ¡Sigue para completar la serie!

EJERCICIO ESENCIAL 8: ABDOMINALES

Acuéstate en el suelo mirando hacia arriba, con las piernas flexionadas y los pies separados siguiendo el ancho de las caderas y planos en el piso. Asegúrate de que tu espalda baja permanezca plana en el suelo en todo momento para evitar que se te arquee, lo cual puede lastimar tu espalda. Coloca las manos detrás de la cabeza para proteger tu cuello, y los codos hacia los lados tan hacia atrás como puedas (cuanto más atrás, más contraerás tus abdominales), y mantén el mentón hacia arriba. Contrae tu centro y haz una abdominal, despegando la cabeza, el cuello y los omóplatos del piso para realizarlo. Regresa a tu posición inicial y repite para completar una serie. Si notas que tus codos se deslizan hacia tus oídos, empújalos hacia atrás para corregir tu postura.

EJERCICIO ESENCIAL 9: ESCALADORES DE MONTAÑA

Posiciónate para hacer una plancha, recordando siempre mantener esa línea recta y plana a lo largo de tu espalda y piernas, con las manos directamente debajo de tus hombros y los abdominales bien contraídos. Levanta la rodilla derecha y golpéela contra tu codo derecho (o lo más cerca que puedas), luego vuelve a colocarla en la posición inicial de plancha y repite con la rodilla izquierda golpeando el codo izquierdo. Vuelve a colocar la rodilla izquierda en la posición inicial para completar una repetición. Continúa hasta que termines tu serie.

EJERCICIO ESENCIAL 10: EMPUJE DE HOMBROS

Párate con los pies separados siguiendo el ancho de las caderas, flexionando ligeramente las piernas, y toma una mancuerna en cada mano. Levanta los brazos hasta que queden paralelos al piso y alineados horizontalmente con los hombros, y flexiona los brazos a la altura de los codos en un ángulo de 90 grados, de modo que las palmas miren hacia adelante y tus puños apunten hacia arriba. Manteniendo una espalda recta y tus abdominales contraídos, extiende ambos brazos hacia el techo, vuelve a colocarlos en la posición inicial y repite hasta completar tu serie.

Variación para la semana 2, Entrenamiento 3: Empuje de hombros alternados

Ponte en la posición inicial para un empuje de hombros, como se describió anteriormente, pero ahora solo extiende tu brazo derecho hacia el techo. Una vez que lo devuelvas a la posición inicial, extiende el brazo izquierdo hacia arriba y hacia abajo para completar una repetición. Continúa hasta que termines tu serie.

Variación para la semana 3, Entrenamiento 3:
De sentadillas a empuje de hombros

Párate en una posición inicial de sentadillas, con las mancuernas en tus manos y colocadas sobre tus hombros. Haz una sentadilla, sube, luego extiende los brazos hacia el cielo para realizar un empuje de hombros. Regresa los brazos a la posición inicial y repite el ejercicio hasta completar tu serie.

EJERCICIO ESENCIAL 11: PATADAS DE BURRO

Ponte en el suelo, apoyada sobre tus manos y rodillas, colocando las manos directamente debajo de los hombros y separando las rodillas siguiendo el ancho de las caderas. Con una espalda bien plana, contrae tus abdominales y patea con una pierna hacia atrás, manteniendo la rodilla flexionada para que el talón de tu pie quede hacia el cielo. Mantén la posición durante 2 segundos, luego baja la pierna lentamente y repite con la otra.

Variación para las semanas 2 y 3, Entrenamiento 3:
Patadas de burro con banda elástica

Toma una banda elástica y, sosteniendo las manijas en cada mano, engancha el centro de la banda en el arco de tu pie derecho. Ponte en posición de patadas de burro y, manteniendo la espalda plana y los abdominales contraídos, empuja la banda hacia atrás con el pie derecho y extiende la pierna para que quede recta. Regresa a la posición inicial y repite con la misma pierna. Completa las repeticiones con tu pierna derecha, luego cambia a tu pierna izquierda y repite para completar una serie.

EJERCICIO ESENCIAL 12: PATADAS DE TRÍCEPS

Párate con los pies separados siguiendo el ancho de las caderas y flexiona ligeramente las rodillas. Con una mancuerna en cada mano, dobla el cuerpo en la cadera para que tu pecho quede paralelo al piso. Luego flexiona los brazos a la altura de los codos y colócalos cerca de tu cuerpo para que tus manos queden cerca de tus hombros. Contrae tus abdominales para mantener una espalda bien plana y empuja tus antebrazos hacia atrás, manteniendo siempre los codos cerca de tu cuerpo. Regresa a la posición inicial y repite hasta completar tu serie.

Variación para la semana 3, Entrenamiento 3:
Patadas de tríceps con banda elástica

Posiciónate para hacer una patada de tríceps y, sosteniendo una manija de la banda elástica en cada mano, párate sobre la banda elástica con los pies separados siguiendo el ancho de las caderas y realiza tus patadas de tríceps hasta que hayas completado tu serie. Recuerda: cuanto más espacio haya entre tus pies, más resistencia tendrás. Si sientes demasiada resistencia, junta los pies para disminuirla.

Las cosas buenas llegan a los que hacen el trabajo.

SEIS

¡Adelante: ahora este es tu estilo de vida!

Lo lograste! Has conquistado los 21 días de Chi-keto. Me tienes súper orgullosa. Este es un regalo para ti y tu futuro, y lo único que espero hacer es inspirarte a seguir adelante con este estilo de vida para que lo hagas tuyo. Es posible que en este instante no veas un cambio drástico en el espejo, pero sé que *sientes* la diferencia en tu energía y en como te queda la ropa. Así que no te des por vencida ahora. Esto es solo la punta del iceberg.

Cuando comencé mi camino *keto* hace poco más de un año, estaba entrando en mis treinta y me volví tremendamente consciente (porque todo el bendito mundo lo repetía sin cesar) de que, a partir de ese momento, mi metabolismo sólo iba a volverse más lento. Eso no me sentó bien con lo que estaba viviendo a nivel peso. Es decir, estaba comiendo lo que yo consideraba comida sana, como lentejas, arroz integral, frijoles a la olla y granola con mi yogur… pero, ahora que tú también sabes lo que esos alimentos hacen a nuestros cuerpos, ambas comprendemos que no iba a llegar muy lejos con esa dieta repleta de carbohidratos. Sin embargo, en aquel momento, me sentía confundida. No entendía por qué con esas elecciones "saludables" aun no me sentía bien y por qué la balanza testaruda se negaba a ceder. Mi hinchazón seguía presente y mi peso seguía estancado a pesar de que hacía ejercicio todos los días. No tenía idea de que estaba sobrecargando mi cuerpo con carbohidratos y azúcar, aumentando mi insulina y básicamente diciéndole a mi cuerpo que almacenara el exceso de grasa en vez de perderlo sin importar cuánto ejercicio hiciera.

En ese momento supe que era hora de decirles adiós a las soluciones temporales y realmente enfocarme en un cambio de estilo de vida. No solo quería dejar de sufrir todas las dietas yoyo de mis veinte, también estaba con muchas ganas de sentirme mejor, verme mejor y tener más energía. Lo último que quería era sufrir mis treinta de golpe. Ya comenzaba a sentirme más como una mujer hecha y derecha y necesitaba que mi salud y mi cuerpo reflejaran esta nueva confianza.

Esto coincidió con otro momento clave en mi vida: por fin lograr aceptar mis curvas. Cuando cumplí treinta años, algo en mí hizo clic. Me di cuenta de que mis curvas eran un bien que solo tenía que comprender mejor. Como soy chaparrita y curvilínea, cuando subo de peso, se extiende en partes iguales por todo mi cuerpo, entonces no me doy cuenta de que me está pasando hasta que veo una foto mía y digo, "Espérate un segundo, ¡me veo más gruesa! ¿Qué pasó?". A poco, eso no significa que lo que más quiero es ser un palito de delgada. Cuando digo que debemos aceptar nuestras curvas con los brazos abiertos, lo que quiero decir es que cada una de nosotras debe apretar pausa, comprender qué tipo de cuerpo tiene y aceptarlo en todo su esplendor. Yo sé que soy bajita y jamás voy a tener unas piernas largas y flacas como las modelos de los desfiles, y eso está bien. En mis veinte, era mucho más dura conmigo misma. Pensaba que me tenía que ver de cierta manera, pero ahora, en mis treinta, me está encantando sentir amor propio. Esta soy yo, única y buenota tal como soy. Lo único que quiero ahora es mejorar para sentirme bien en todos los aspectos. Y estoy llegando a esa meta.

Ya no vivo en pantalones de entrenamiento; mis *jeans* me quedan flojos, y eso hace que mi corazón dé un vuelco. Este plan de verdad funciona. Lorenzo no se dio cuenta de todo el peso que había perdido hasta que vio una vieja foto mía el otro día. "Guau, espera, yo nunca te vi así", dijo. Lorenzo siempre ha amado mis curvas, y me ha amado por lo que soy, amando también mis piernas y nalgas sin importar sus tamaños. Por eso quizá no se dio cuenta de mi cambio gradual hasta que vio las fotos de antes. Y, déjame decirte, a mí también me dejaron boquiabierta. De repente entendí lo que ir lento pero seguro realmente significa. He llegado muy lejos y aún me queda algo de camino por andar. Sin embargo, Lorenzo, quien me apoya en todo lo que hago, me ha hecho un pedido especial: "Hagas lo que hagas, no pierdas tus nalgas". No se van a ir a ninguna parte más que para arriba con todos los ejercicios de tonificación de pompas de Sarah, así que eso no me tiene preocupada.

He hecho lo posible para que Lorenzo me acompañe en este estilo de vida *keto*, pero aún no ha dado esos pasos. Para serte sincera, eso aún me resulta un desafío. Él no es el desafío porque es increíblemente solidario, sino más bien la hora de comer en pareja.

Cuando estoy parada en mi cocina haciendo mis comidas a la *keto* y cocinando frijoles para mi pareja, ese es uno de los desafíos más grandes que debo enfrentar. Así que lo convierto en un momento para practicar mi fuerza de voluntad. Y al final termino hasta disfrutando de tener una de mis comidas favoritas frente a mí y poder elegir no tocarla. Me llena de orgullo. Va más allá de decir que no; este estilo de vida me está enseñando que soy una mujer fuerte, y tengo el poder de elegir, que lo puedo hacer porque ahora tengo las herramientas que me ayudarán a seguir reforzando mi voluntad para llevar una vida saludable.

Mi claridad mental y energía están por las nubes con Chi-keto, y me encanta. Antes de emprender este viaje, recuerdo que después de uno de esos días interminables de mi vida, no lograba despertarme a la mañana siguiente para entrenar, o me arrastraba de la cama como si comenzar un nuevo día fuera la peor tortura. Ahora ni siquiera importa si me fui a dormir a la medianoche o a la una de la mañana. Al día siguiente me levanto y hago mi ejercicio. Esa pequeña diferencia ha tenido un gran impacto en mi vida. Y al poder ejercitarme de manera constante, mi resistencia ha aumentado, otro cambio que celebro a diario.

Hacer ejercicio es un elemento básico en este plan porque no solo nos ayuda a mantenernos firmes y saludables, sino que también es la mejor manera de aliviar el estrés. Cuando entreno con Sarah, a veces le digo "Hoy necesito hacer boxeo", porque necesito a los gritos deshacerme de algunas emociones acumuladas. Si estoy entrenando sola, me subo a mi bicicleta y largo todo por ahí. Y claro, pues, hay días que no quiero mover ni un dedo, y esos son los días bien desafiantes, pero me esfuerzo y para el final de mi entrenamiento, nuevamente me siento como una buena chingona.

El ejercicio, combinado con aprender a comer bien realmente, me ha cambiado la vida. Alimentar mi cuerpo con la comida adecuada me ha ayudado a soportar varios días y noches largos de trabajo, como cuando estaba filmando *Tengo Talento, Mucho Talento* y mi día laboral recién terminaba a la medianoche. Las comidas al estilo *keto* me mantuvieron lúcida y enfocada, permitiéndome atravesar el día y la noche y aun tener energía para levantarme al día siguiente y seguir adelante.

No puedo creer lo lejos que he llegado. Cuando pienso en el momento que comencé este estilo de vida, lo que más siento ahora es un gran alivio. El alivio de por fin haber encontrado una manera de comer que es saludable y sostenible. El alivio de ver cambios sorprendentes que no han hecho más que ayudarme a mejorar mi cuerpo, mente y salud general, y mi autoestima. He cargado en mis hombros mi problema de peso toda mi vida, y se volvió aún más difícil de manejar cuando comencé a vivir bajo la lupa en los medios. Mi peso siempre ha estado en boca de todos, incluidos los troles. Así que por fin haber encontrado algo que realmente me encanta y en lo que creo al cien por cien, es también otro gran alivio.

Soy una gran defensora del estilo de vida *keto* porque sé de primera mano cómo se sienten las dietas. Las he probado todas, y esta fue la que por fin pude seguir durante mucho más tiempo que todas las demás, y siento la diferencia. Habiendo dejado atrás la hinchazón y el sobrepeso, también he dejado atrás la carga de no preocuparme más sobre lo que otras personas piensan o dicen sobre mi salud. Ahora sé quién soy, dónde voy y por qué, y nadie va a poder meterse con eso. Mi estilo de vida *keto* me ha inyectado un aluvión de confianza. Me siento mejor, y ya no experimento toda esa presión que solía soportar porque ahora sé que lo que estoy haciendo me hace bien. Este estilo de vida también me ha enseñado cómo tratarme bien y permitir que un día a la semana pueda darme el placer de comer lo que se me antoja, sin culpa.

Unos domingos atrás, fui a un juego de los Dodgers y elegí dos perros calientes Dodger y una cerveza como mi comida de placer, y estaba súper contenta. No tenía una vocecita de culpa llenándome de vergüenza con cada bocado. Eso ha volado. No me estaba preocupando por las calorías ni los puntos ni los carbohidratos netos ni el aumento de peso. Simplemente estaba disfrutando de ese placer sabiendo que al día siguiente seguiría con mis comidas estilo keto y me sentiría súper bien. Podemos romper la piñata y comernos un dulce, y eso hace una diferencia enorme.

En las vacaciones la cosa se puede complicar un poco, pero ahí es cuando tienes que encontrar un equilibrio que te sirva a ti. Cuando Lorenzo y yo nos fuimos de luna de miel a Puerto Rico, me permitía una comida por placer al día y seguía mi estilo de vida *keto* el resto del día. Por lo que a veces seguía el estilo *keto* por la mañana y en el almuerzo y luego disfrutaba de una comida local tradicional para la cena, porque ni loca me iba a perder esas habichuelas y esos mofongos. Sin embargo, ahora que estoy tan consciente de lo que meto en mi cuerpo, te voy a ser honesta, por momentos sentía que me estaba volviendo loca. Veía el pan y la mantequilla sobre la mesa, luego los tostones, luego el plato fuerte con una porción gigante de arroz, y sabía que era puro carbohidrato. Una noche hasta le dije a Lorenzo, "Mira, mi panza está planita. Ahorita te voy a mostrar la diferencia", y cuando salimos del restaurante, me veía embarazada… ¡embarazada de habichuelas! Él también estaba hinchado. Salíamos de esos sitios rodando. Pero lo estábamos pasando bien y disfrutando de la comida y creando recuerdos, y yo ya no estaba en cetosis, pero ¿qué crees? Disfrutar de mi luna de miel no revirtió todos mis esfuerzos. Gocé a pleno el momento y me relajé sabiendo que una vez que se terminaran las vacaciones, estaríamos nuevamente en casa y retomaría mi forma de comer al estilo *keto* y todo volvería a mi nueva normalidad.

La verdad es que, con cualquier tipo de dieta, si cambias tu manera de comer para peor, subirás de peso. Por eso se tiene que convertir en un estilo de vida. Al hacer eso, cuando vuelves de vacaciones, se hace más fácil perder el peso ganado durante esos días de descanso y volver a encaminarte en vez de echarlo todo a perder y deshacer todos tus grandes esfuerzos solo porque te tomaste un descanso. Recuerda, todo en la vida se trata de equilibrio.

Ahora que has decidido transformar este plan de 21 días en un estilo de vida, ¿cuáles son tus nuevas metas? En la vida es clave tener metas a corto y largo plazo, y en este caso ocurre lo mismo. Soy una mujer hecha y derecha ahora. Amo quien soy, así que simplemente quiero mejorar lo que ya tengo, tonificarme, estar más sana y realzar lo que ya he aprendido a querer. Y eso es lo que deseo para ti también. En este momento de mi camino, quiero continuar mis entrenamientos para darles una levantadita extra a mis nalgas y tonificar mis brazos para así sentirme cómoda poniéndome ropa sin mangas. También quiero definir aún más mis abdominales.

Mi meta a corto plazo a nivel peso era poder ponerme cómodamente una talla 8, y eso ya lo he logrado. También me entran pantalones talla 29 y, luego de usar una talla grande por un buen tiempo, he bajado a un tamaño medio, lo cual me llena de alegría. Cada vez que me pongo mis *jeans* de todos los días y noto que están flojos alrededor de mi cintura, celebro esa sensación. Esos son los momentos en los que más aliento me doy porque cada pasito me acerca a mi objetivo final. Y no, no es llegar a una talla 0, ¿estás loca? Mi meta a largo plazo es poder ponerme una talla 6. ¿Por qué? Pues, porque hace unos cinco años podía ponerme una talla 6 y recuerdo lo bien que me sentía y me veía en aquel entonces. Además, tengo un vestidito talla 6 al fondo de mi clóset y no veo la hora de poder ponérmelo otra vez, porque me encantaba cómo me sentía en él y quiero sentir eso otra vez. Ahí está, esperándome como un amante paciente, y sé que pronto lo volveré a usar.

Pues sí, como tú, aún me queda un camino de trabajo por delante, pero ya estoy tan feliz. No me siento ni me veo tan hinchada como antes, y eso me hace perrear de la alegría. Esa cara de carbohidratos es historia, lo cual me da un gran alivio. Realmente está todo en los detalles, esas pequeñas diferencias que tienen un impacto tan grande en cómo nos sentimos, caminamos, hablamos y nos presentamos.

Con Chi-keto, he podido ampliar mi horizonte de comidas. Puede que haya empezado con una forma nueva de comer y de perder peso, pero se ha transformado en tánto más. Esto no es una dieta, esto no es un camino, esto ahora es mi vida, y espero que sea la tuya también. Quiero que estés igual de feliz que yo. Espero que después de estos veintiún días, cómo te sientes hoy te inspire a seguir adelante con este programa. Quiero que te aceptes con los brazos abiertos, quiero que aceptes y ames tu cuerpo. No compares tus resultados con los de nadie más. Cada persona es diferente, así que es clave que te enfoques en tu experiencia y siempre actúes de acuerdo a cómo te sientes *tú*. Conéctate contigo misma, escucha a tu cuerpo.

Como mujeres, sentimos la diferencia, observamos la diferencia, sabemos que hay una diferencia, así que no dejes que nadie te agüe la fiesta. Celebra cada logro pequeño a lo largo del camino aun cuando la única persona que lo note seas tú. Cada paso es clave. Y una vez que te empieces a sentir increíble, ni te va a importar lo que piensen los demás. En ese momento estarás lista para que esto sea parte del resto de tu vida. Porque nunca más te vas a querer sentir de otra manera. Si te sientes desalentada o crees que las diferencias que estás experimentando no son tan importantes, recuerda una cosa: cuánto más rápido pierdas peso, más rápido lo ganarás. Así que en vez de enfocarte en cuántas libras estás perdiendo en el camino, haz el esfuerzo y conéctate con lo que estás viviendo y cómo te estás sintiendo. Recuerda las últimas tres semanas: primero llegó la claridad mental, luego una oleada de energía, seguida por menos hinchazón, y fue ahí cuando el peso empezó a disminuir. Ten en cuenta estas etapas y celebra cada una en el camino. Al final del día, la vida es para gozarla. Hazlo para ti y nadie más. No te arrepentirás.

¿Y AHORA QUÉ?

Continúa usando esta guía como un libro de cocina. Busca tus recetas preferidas y mantenlas en tu rotación semanal. Ahora también sabes cómo se ve una comida Chi-keto en tu plato, con las cantidades justas de grasa, proteína y carbohidratos. Solo recuerda lo básico: comienza con una porción de proteína del tamaño de la palma de tu mano, llena el resto de tu plato con hojas verdes y verduras bajas en carbohidratos, agrega tus grasas saludables ¡y listo! Cuando estés fuera de la casa, también sigue estas reglas básicas al comer afuera. Si se te antoja una hamburguesa, reemplaza el pan con lechuga, agrégale queso y aguacate y disfruta de esos sabores deliciosos. Si te mueres por unas fajitas, simplemente elimina la tortilla y pide el doble de guacamole o queso.

Y no aflojes con tus entrenamientos. Con los ejercicios de Sarah puedes entrenar donde sea que estés, así que no tienes excusas. No necesitas un gimnasio, simplemente ten a mano sus entrenamientos en tu teléfono, tableta o computadora visitando bootyfit workout.com o YouTube.com/bootyfitworkout y síguela ahí si quieres cambiar los ejercicios por otros. La clave del entrenamiento es la continuidad.

Tu mente tiene un poder increíble. Aquello a lo que le prestes atención tendrá poder sobre ti. Así que mantente enfocada en tus metas y no dejes que nada te distraiga. Siempre recuerda que, ¡tú eres una chingona y sí que puedes porque nada ni nadie te pueden detener!

Nada puede atenuar tu luz.
¡Sigue brillando, reina Chi-keto!
#BeeKind
#BeeStrong
#BeeYou

Agradecimientos

DE CHIQUIS:

Quiero agradecer a mi mamá por ser la mayor influencia en todos los aspectos de mi vida. El epítome de una chingona, ella me enseñó a perseguir lo que quisiera y a aceptar el regalo de Dios que es mi cuerpo, y a su vez siempre dejar espacio para luchar por más.

Para TI, la *boss bee* que se ama lo suficiente como para haber recogido este libro y tomado la decisión de convertirse en una mejor versión de sí misma. ¡Eres una chingona! Te dedico este libro y estoy muy agradecida de ser parte de tu viaje.

DE SARAH:

A mi hermosa mamá: estoy muy agradecida por ti y por todo lo que me has inculcado sobre trabajar duro, nunca rendirme y siempre hacer las cosas con integridad. Te amo.

Jaime: Gracias por tu apoyo y amor constante, y por ser el mejor compañero de equipo que pude haber pedido.

Lala, Aaron, Claudia, Realiz, Nikki, Amy, Suzy, Tasha, Bri, Yoli y Lilo: Gracias por el amor incondicional y el apoyo durante este viaje. Estoy muy agradecida por todos y cada uno de ustedes. ¡El tequila corre por mi cuenta!

A Cecilia: Gracias por tu paciencia, amabilidad y por poner esta visión en palabras.

A Johanna, Michelle, Melanie y Atria/Simon and Schuster: Gracias por creer en este proyecto y hacer que todo esto sea posible. Definitivamente se necesita a todo un pueblo para lograrlo.

Índice

JANNEY MARÍN RIVERA, más conocida como Chiquis, es una artista, emprendedora, filántropa y personalidad de televisión. La primera vez que cautivó a su audiencia fue en los *reality* shows con su madre difunta, Jenni Rivera, y su familia. Ahora protagoniza junto con sus hermanos *The Riveras* en NBC Universo. Chiquis lanzó su carrera musical en 2014, haciendo su debut en la televisión internacional en Premios Juventud. Su libro de memorias, *Perdón*, lanzado en 2015, fue un *best seller* instantáneo del *New York Times*. Chiquis reside en Los Ángeles, California.

SARAH KOUDOUZIAN es la directora ejecutiva de BootyFit Workout, una entrenadora personal de celebridades y una filántropa, con una licenciatura en Kinesiología de la Universidad Estatal de California Northridge y una certificación en nutrición. Ya sea que esté entrenando a Chiquis, recorriendo los Estados Unidos entrenando a Prince Royce, preparando a la actriz Emeraude Toubia para la alfombra roja, preparando a la ex Miss Universo Dayanara Torres para *Mira quién baila* o entrenando a la YouTuber Amy Serrano, Sarah cree que estar en forma no se trata de conformarse con un *look* o tamaño específico. Se trata de crear un estilo de vida saludable. Actualmente reside en California. Para obtener más información, visita www.bootyfitworkout.com o YouTube.com /bootyfitworkout.